Dr. Bernard Montain

Tinnitus

W0198265

Dr. Bernard Montain

Tinnitus

Neue Wege zur Behandlung

//////////////////// SILBERSCHNUR ////////////////////

Originaltitel: LES ACOUPHÈNES

Aus dem Französischen von
Petra Westphal und Christian Schweiger

© Verlag »Die Silberschnur« GmbH

ISBN 3-931 652-82-3

1. Auflage 2000

Lektorat: Silva Jelen, Herrenberg
Covergestaltung: dtp XPresentation, Boppard
Druck: FINIDR ▒ s. r. o., Český Těšín

Verlag »Die Silberschnur« GmbH · Steinstraße 1 · D-56593 Güllesheim

www.silberschnur.de
e-mail: info@silberschnur.de

INHALTSVERZEICHNIS

Bernard Montain

Zahnarzt und Kieferchirurg
(Medizinische Fakultät Paris VII)

Naturheiltherapeut
(Medizinische Fakultät Paris XIII)

Medizinischer Psychologe
(Medizinische Fakultät Paris V)

Diplom der Naturheilkunde
(Medizinische Fakultät Paris XIII)

Lehrbeauftragter an der Medizinischen Fakultät Paris
(Homöopathie, Naturheiltherapie)

VORWORT

W ie oft habe ich nicht schon vor einer anscheinend harmlosen pathologischen Veränderung kapituliert, deren Symptome Vorboten vieler weiterer Probleme sind, die bis zu Depressionen und extrem introvertierten Haltungen gehen, selbst bei Patienten, die vorher dynamisch und optimistisch waren!

In zahlreichen Fällen hatte sich die Situation durch die naturtherapeutische Behandlung verbessert. In meinem Buch „MALADIES DES OREILLES ET SURDITÉ" (Ohrenerkrankungen und Schwerhörigkeit, Edit. Daniels) sprach ich von einer **„vielleicht mechanischen Reizung, die jedoch meistens eine entzündliche oder chemische Ursache hat und von Giftstoffen oder Arzneimitteln verursacht wurde."** Ich vermutete auch eine osteopathische Ursache (insbesondere im Bereich der Halswirbel und der Schädelknochen). Es fehlte jedoch eine schlüssige Erklärung. Und sieh an! Diese Erklärung finden wir hier in anatomisch-physiologischen Details beschrieben, mit besonderem Gewicht auf der Okklusion, d. h. der Gebißschlußstellung der Zähne.

Bei zahlreichen Gesundheitsproblemen werden die Zähne zu oft außer acht gelassen. Lange Zeit hat man die Zähne den „Zahnbrechern, Badern und Barbieren" auf den Jahrmärkten überlassen.

Glücklicherweise wird die Odonto-Stomatologie (Zahn- und Mundheilkunde) heute gebührend anerkannt. Bei vielen Erkrankungen, ob leicht oder schwer, ist eine eingehende Zahnuntersuchung von fundamentaler Bedeutung.

Ich möchte hiermit die Arbeit meines Freundes Doktor Bernard MONTAIN würdigen, der seit langen Jahren seine berufliche Arbeit und seine Tätigkeit als Verfasser von medizinischer Literatur der natürlichen Psychologie ganz allgemein und insbesondere den Zahnproblemen gewidmet hat.

Hiermit liegt uns ein Buch vor, das vielen Tinnitus-Betroffenen, die mit allen nur möglichen Mitteln ihren Zustand zu verbessern suchen, unermeßlich große Dienste leisten wird. Zusammen mit den natürlichen Gesundheitsmethoden bringt die Arbeit des Kieferchirurgen, der auf dem Gebiet der Okklusion, des Gebißschlusses, kompetent ist, oft die ersehnte Rettung.

Ich wünsche nun diesem Buch - wie auch jedem anderen Werk von Doktor Bernard MONTAIN -, daß es in medizinischen Kreisen und unter allen Angehörigen der verschiedenen Gesundheitsberufe, sowie auch bei denen, die oft von sich sagen, daß sie „Höllenqualen erleiden", ein viel gelesenes Buch wird.

André PASSEBECQ
Doktor der Naturmedizin
Vorsitzender von VIE & ACTION
Ehemaliger Lehrbeauftragter für
Naturheiltherapie an der Medizinischen
Fakultät Paris XIII.

EINLEITUNG

Eine britische Studie hat vor einigen Jahren die Anzahl der Tinnitus-Betroffenen auf 19 % der Stadtbevölkerung geschätzt, und neuere deutsche Schätzungen übertreffen diese Zahlen: Der Prozentsatz der Stadtbevölkerung in Europa hat beinahe 80 % erreicht und steigt ständig weiter an; man kann also davon ausgehen, daß bereits mehrere Dutzend Millionen unserer Mitbürger von diesem Leiden betroffen sind.

Seltsamerweise ist dieses Leiden für die Angehörigen der Gesundheitsberufe von geringem Interesse. Wissenschaftliche und medizinische Informationen sind äußerst spärlich vorhanden: einige wenige Zeilen in Fachbüchern über Hals-Nasen-Ohren-Krankheiten. Eine wahre „Bibel", die mehrere tausend Seiten starke „Encyclopédie médico chirurgicale", widmet diesem Thema ebenfalls nur wenige (8) Seiten. Ganz selten finden sich manchmal in den auf natürliche Medizin spezialisierten Zeitschriften Anzeigen, die ebenso rasch auftauchen wie sie wieder verschwinden, und die gewisse „Labors" und „Professoren" anpreisen, die allen Kranken unterschiedslos eine schnelle und mühelose Heilung versprechen. Die Qualen der armen Tinnitus-Betroffenen gehen weiter, sie leiden an Depressionen infolge des Unverständnisses seitens ihrer Mitmenschen, die natürlich die oft ohrenbetäubenden Geräusche nicht hören, die die Betroffenen dagegen manchmal bis zum Selbstmord treiben.

Die Therapeuten dagegen tun weiterhin ihre Inkompetenz mit dem berühmten Satz kund: „Gute Frau, die Medizin kann nichts mehr für

Sie tun!" Manchen Patientinnen und Patienten wird sogar mehr oder weniger deutlich zu verstehen gegeben, daß sie geisteskrank sind, da sie sich mutwillig jeder Heilung verschließen! Da heißt es: „Das hat psychische Gründe!" oder sogar: „Das ist psychosomatisch bedingt!" In den Vereinigten Staaten, wo die Situation ähnlich ist, hat HUGGINS ein Buch verfaßt mit dem Titel „All in your head" („Das spielt sich alles in Ihrem Kopf ab"). In Wirklichkeit gibt es - genauso wie bei anderen Krankheiten - nicht nur einen einzigen Tinnitus-Typ: Der Tinnitus von Frau X hat oft nicht die gleiche Ursache wie der von Herrn Y und äußert sich auch nicht auf dieselbe Weise. Die einzigen wirksamen Therapien sind physiologische, ätiopathogene (die Krankheitsentwicklung betrachtende) Therapien, die auf der Kenntnis der Mechanismen und der Gründe einschließlich der dazugehörenden physischen und psychischen Komplexität beruhen. Einzig die grundlegende Naturheiltherapie, die zuerst von Doktor André PASSEBECQ an der Medizinischen Fakultät von Paris-Nord gelehrt wurde, ist in der Lage, diesen Ansprüchen gerecht zu werden, da die Gewissenhaftigkeit des Ansatzes und der Therapie auf einem fundierten Wissen über die Krankheit beruhen. Aus Gründen, die im Laufe dieses Buches erläutert werden, hat eine große Anzahl Tinnitus-Betroffener bis heute keine therapeutische Lösung gefunden: Hier handelt es sich um diejenigen, deren Tinnitus auf die Zahn-Okklusion (Schlußbißstellung der Zähne) zurückzuführen ist und deren Anteil zwischen 10 und 60 % aller Tinnitus-Betroffenen ausmacht, je nach Arzt und Art der Patientenschaft (vom Hals-Nasen-Ohren-Arzt bis zum Okklusions-Spezialisten, dem auf Gebißschluß spezialisierten Kieferchirurgen).

Nach über 20 Jahren Erfahrung in der Okklusionstherapie können wir sagen, daß, wenn der Tinnitus auf Bißanomalien beruht, in etwa 80 % der Fälle eine Heilung erzielt wird. Hierfür müssen zwei Bedingungen unbedingt erfüllt sein:

– Der Okklusionsspezialist muß mit allen Techniken (einschließlich Computerkenntnissen), die den Schädel und das Schläfen-
Unterkiefer-Gelenk betreffen, vertraut sein. Er muß ein breit-
gefächertes Wissen haben, das nicht nur die Okklusodontie
(Schlußbißstellung der oberen und unteren Zähne), sondern
auch die Kieferorthopädie, die Hals-Nasen-Ohren-Krankheiten, die Physiologie und die Anatomie des menschlichen Körpers in seiner Gesamtheit umfaßt.

– Die Behandlung muß pluridisziplinär sein (mehrere Disziplinen umfassen) und neben dem Okklusions-Therapeuten auch
Ätio-Osteopathen und Entspannungstherapeuten einbeziehen.

Die Verminderung oder die Beseitigung des Tinnitus macht darüber hinaus Schluß mit zahlreichen lästigen, ja sogar behindernden
Beschwerden wie:

– Kopfschmerzen (hartnäckige Kopfschmerzen bzw. Migräne),
– Schmerzen im Bereich des Halses, der Schultern und des Rückens
sowie dem berühmten „Hexenschuß",
– mit chronischer Müdigkeit,
– Störungen des weiblichen Menstruationszyklus,
– Depressionen usw.

Es wäre außerordentlich schade, die Chancen einer solchen ganzheitlichen und wirksamen Behandlung nicht zu nutzen!

I

DEFINITIONEN UND ALLGEMEINES

Der Tinnitus kann als eine klangliche Täuschung definiert werden, als Wahrnehmung eines Geräusches, das ohne Stimulierung des Hörapparates existiert. Er kann in einem Ohr oder auch in beiden wahrgenommen werden. Er wird manchmal als aus dem Kopf kommend empfunden.

Diese Geräusche können kontinuierlich (durchgehend) oder intermittierend (zeitweise aussetzend) sein und auch im gleichen Rhythmus wie der Herzschlag erfolgen (man nennt sie dann „pulssynchron").

Der Tinnitus kann als hoher Ton wahrgenommen werden, als Pfeifen zum Beispiel, oder noch komplexer als Rauschen oder als Läuten. Diese „klanglichen Eindrücke" sind in 50 % der Fälle beidseitig. Wenn sie einseitig sind, dominiert die linke Seite. Man hat zahlreiche Klassifikationen vorgenommen: nach der vermutlichen Ursache des Tinnitus; mit oder ohne Begleiterscheinungen wie Hypoakusis (Schwerhörigkeit) oder Hyperakusis (Feinhörigkeit); nach der Art des Auftretens (intermittierend, kontinuierlich, ein- oder beidseitig etc.) oder nach den psychologischen Auswirkungen. In Wirklichkeit ist jedoch die einzig mögliche Klassifikation diejenige, die auf der Objektivierung der Anzeichen beruht: Ist das Ohrgeräusch von einem Außenstehenden zu hören oder nicht?

Die Ursache eines subjektiven Tinnitus ist generell am schwierigsten zu klären, abgesehen vom Tinnitus, der auf den Gebißschluß zurückzuführen ist.

Der objektive Tinnitus ist angeblich leichter zu behandeln, da er durch einen Vibrationsprozeß des unteren Schädelbereichs entsteht. Generell ist der Tinnitus ein hoher (bei fast 75 % der Fälle) und ununterbrochener (bei mehr als der Hälfte) Ton. Wenn die Intensität variiert, hängt sie von verschiedenen Parametern ab: vom Tag-Nacht-Rhythmus, dem Vigilanzniveau, von der klanglichen Umgebung u. a. Die Intensität der Ohrgeräusche konnte dank der klanglichen Maskierung ermittelt werden: Sie hat sich als gering herausgestellt, da sie bei etwa 80 % der Fälle unter 6 Dezibel liegt, ganz im Gegensatz zu den psychologischen Auswirkungen des Phänomens. Wenn die Tinnitus-Betroffenen manchmal am Rande des Selbstmordes sind, liegt dies sicherlich an den mit einem Tinnitus einhergehenden Schlafstörungen, über die sich mehr als die Hälfte der Betroffenen beklagen.

II

DAS OHR: ANATOMIE UND PHYSIOLOGIE IN KURZFASSUNG

D as Ohr hat die Aufgabe, Klangenergie in Sinnesimpulse um-
zuwandeln. Die Abbildung 1 zeigt grob den Aufbau des
Ohrs. Man unterscheidet das Außenohr mit dem äußeren Gehörgang,
das Mittelohr mit dem Trommelfell und den drei Gehörknöchelchen
(Hammer, Amboß und Steigbügel), die den Ton zum dritten Ab-
schnitt, zur Schnecke bzw. zum Innenohr übertragen, das die Geräusche in Sinnesimpulse verwandelt.

A - FORTPFLANZUNG DER TÖNE ZUM INNENOHR

a - Besonderheiten der Schallwellen und der Töne

Ein Ton entsteht durch sich in der Luft fortpflanzende Druck-
wellen. Der Klang der menschlichen Stimme, ein Explosions-
geräusch, ein Radiogerät, jegliche Schallquelle bringt durch Kom-
primierung der umgebenden Luft und das darauffolgende Nachlassen einen Ton hervor. Eine Cello-Saite wird zum Beispiel durch den
Bogen in Schwingung versetzt und erzeugt durch ihre Bewegung einen Ton. Wenn die Saite nach vorne kommt, komprimiert sie die
Luft; wenn sie wieder zurückschwingt, verringert sie den Druck.
Durch diesen Wechsel zwischen Druckaufbau und Druckabfall entsteht ein Ton. Hier wollen wir noch einmal auf die Fortbewegung
der Schallwellen in der Luft zurückkommen. So wie das Aufprallen

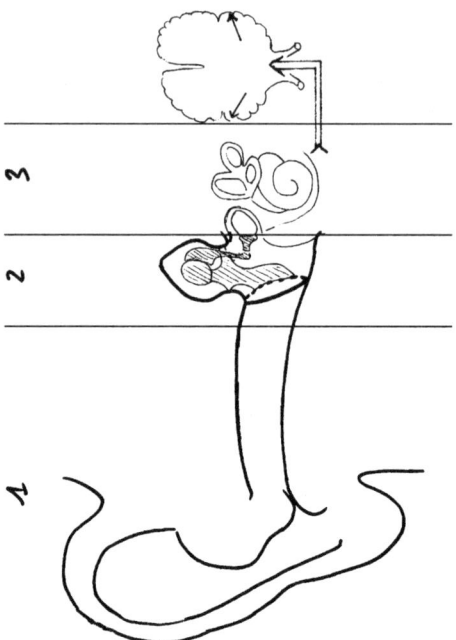

Abb. 1

eines Objekts auf eine glatte und ruhige Oberfläche Wellen erzeugt, die rund um den Aufprallpunkt ausstrahlen, ebenso sorgt jeglicher Luftdruckanstieg in der direkten Umgebung der Cello-Saite für einen Druckanstieg in der ganzen Region, der wiederum den Druck in der benachbarten Luftschicht erhöht. Ganz allmählich erreicht dieser Vorgang schließlich das Trommelfell.

b - Physiologie des Trommelfells und der Gehörknöchelchenkette

Wenn die Schallwellen das Trommelfell erreichen, erzeugt der Wechsel von Druck und Unterdruck in der Schicht, die die Membran umgibt, Hin- und Herbewegungen. In der Mitte des Trommel-

18

fells besteht eine physische Verbindung mit dem Griff des Hammers, der mit dem Amboß verbunden ist, der wiederum mit dem Steigbügel verbunden ist. Diese Gehörknöchelchen, die mit Bändern im Inneren des Mittelohrs aufgehängt sind, können sich nach vorne und nach hinten bewegen. Jede Bewegung des Hammergriffs setzt sich so bis zum Steigbügel fort, der auf dem ovalen Fenster ruht. Durch seine Hin- und Herbewegungen ist er in der Lage, den Ton an die Endolymphe weiterzugeben, die sich im Innern der Schnecke befindet, die auch als Innenohr bezeichnet wird.

In Wirklichkeit ist der Vorgang jedoch nicht ganz so einfach, denn die Trägheit der Endolymphe, der Schneckenflüssigkeit, ist wesentlich größer als die der Luft, und um sie auch nur geringfügig in Bewegung zu setzen, ist eine wesentlich größere Kraft erforderlich als die, die bei einem einfachen Aufkommen der Schallwellen auf dem ovalen Fenster entsteht, das - vereinfacht ausgedrückt - Zugang zur Schneckenflüssigkeit verschafft. Ein Hebelsystem spielt die Rolle eines Verstärkers, so daß die Flüssigkeit leichter in Bewegung gesetzt werden kann. Das Verhältnis zwischen der Größe der Trommelfellmembran und der des ovalen Fensters beträgt etwa 22 : 1. Die Energie ist demnach 22mal so groß, und im Vergleich zu dem Druck, der beim direkten Auftreffen der Schallwellen auf das ovale Fenster entstehen würde, nimmt auch der auf den Steigbügel ausgeübte Druck in diesem Verhältnis zu! Dieser Druck ist nun in der Lage, eine Bewegung im Inneren der Schnecke zu erzeugen. Da die Endolymphe im Inneren der Schnecke vibriert, wenn sie vom Steigbügel in Bewegung versetzt wurde, so kann auch die Schnecke selbst um die Endolymphe herum vibrieren, wenn der Ton direkt von den Schädelknochen kommt. Dies ist der Fall, wenn man eine Stimmgabel an den Kopf hält. Das gesamte Innenohr verhält sich also genau so, als ob der Ton über das Trommelfell und die Gehörknöchelchenkette übertragen worden wäre.

B - INNENOHR ODER SCHNECKE

Die Schnecke setzt sich aus drei voneinander getrennten, nebeneinanderliegenden Röhren zusammen, die „Vorhoftreppe", „Paukentreppe" und „Schneckengang" genannt werden. Diese aufgerollten Röhren sind mit Flüssigkeit angefüllt und durch Membranen voneinander getrennt. Die Membran zwischen dem Schneckengang und der Paukentreppe ist die Basilarmembran. Durch ihre sehr solide Struktur hält sie die Schallwellen auf. Die Haarzellen, die Tonrezeptoren, befinden sich auf der Basilarmembran. Seit einigen Jahren unterscheidet man die inneren und die äußeren Haarzellen.

Wenn die inneren Haarzellen erregt werden, senden sie über afferente (zentripetale, d. h. zum Gehirn gerichtete) Fasern, die etwa 95 % des Hörnervs ausmachen, kodierte Informationen an das Zentralnervensystem (siehe Abb. 2).

Die äußeren Haarzellen gehören zu einem efferenten (zentrifugalen) System und haben wahrscheinlich eine hemmende Funktion.

Wie üblich geht die elektrische Übertragung von Informationen mit der Freisetzung von Überträgerstoffen (Neurotransmittern) einher. Diese chemischen Vermittler werden von den Nervenendigungen abgesondert: Adrenalin, Serotonin, Gamma-Amino-Buttersäure, Azetylcholin usw. Hier ist der Transmitter das Glutamat, das den kodierten Ton in Richtung Gehirn über die Hörnervenfasern transportiert. Und hier liegen zwei mögliche Ursachen des Tinnitus, auf die wir noch zurückkommen. Wissenswert ist aber jetzt schon, daß das empfindliche Gleichgewicht zwischen der Tätigkeit der äußeren und der inneren Haarzellen durch mangelnde Sauerstoffversorgung des Ohrs gestört sein kann, was zur Zerstörung einiger dieser Zellen führt. Das Ungleichgewicht ist unter anderem auf eine verminderte Blutzirkulation zurückzuführen, die durch Bißanomalien, den Alterungsprozeß oder auch durch manche Arzneimittel entsteht. Eine

Störung des Mikro-Blutkreislaufs kann die Zerstörung von Neuronen und damit eine veränderte Konzentration der Neurotransmitter zur Folge haben. Man geht davon aus, daß der Glutamatüberschuß (und die mit der Zunahme einhergehende Toxizität) für Hörverluste im Hochtonbereich sowie für starke Erregungen der Schnecke, die als Pfeifen oder Zischen wahrgenommen werden, verantwortlich ist.

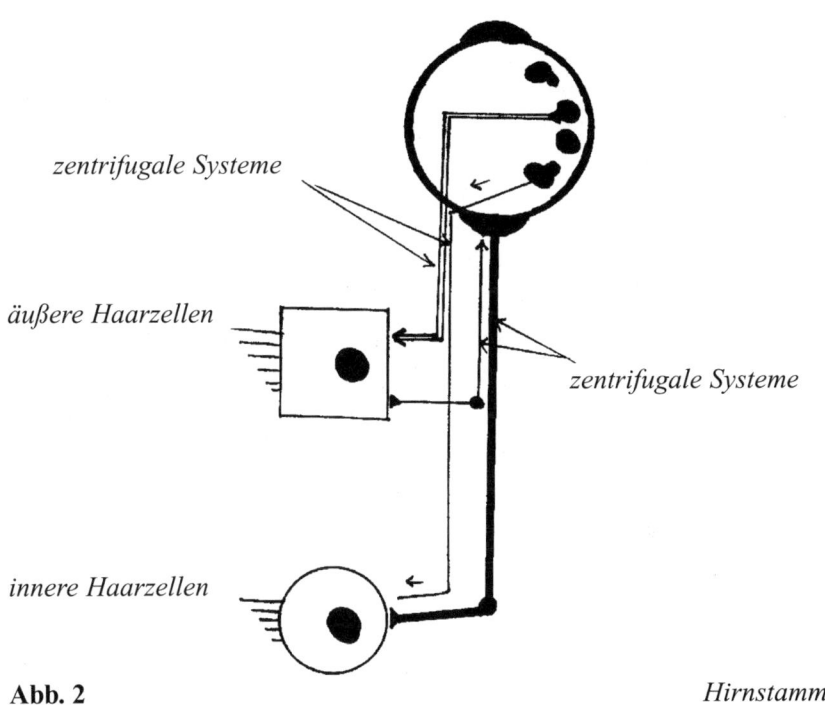

zentrifugale Systeme

äußere Haarzellen

zentrifugale Systeme

innere Haarzellen

Abb. 2

Hirnstamm

III

FUNKTIONSWEISE DES TINNITUS:
DIE VERSCHIEDENEN THESEN

S eit einigen Jahren hat die Zahl der verschiedenen Hypothesen über den Ursprung und die Funktionsweise des Tinnitus
ganz beträchtlich zugenommen. Schematisch betrachtet unterscheidet man zwei große Arten von Deformationen, die zu Tinnitus führen
können.

A - MECHANISCHE STÖRUNGEN

1 - Elementare Vorgänge

Bei Vorhandensein eines Angioms, das GARNIER und DELA-
MARE als „eine begrenzte pathologische Erscheinung, bestehend
aus einer Ansammlung von Blut- oder Lymphgefäßen" definieren,
und wenn sich dieses Angiom in einer Region befindet, die stark mit
Nerven versehen ist, wie es bei der Region um das Ohr der Fall ist,
kann es passieren, daß das gesamte Innen- und Außenohr Vibrationen erfährt, die zu einem Tinnitus führen. Ebenso äußern sich manche klonische oder konvulsivische Phänomene durch rasche, mehr
oder weniger unregelmäßige Muskelkontraktionen; dies gilt ganz besonders für den Musculus stapedius (Steigbügelmuskel), der den
Steigbügel kontrolliert. Wie wir später sehen werden, steht er über
das Pinto-Band, das in der Schläfen-Ohren-Spalte verläuft, in direkter Verbindung mit dem Schläfen-Unterkiefer-Gelenk.

23

Wenn in der Ohrenregion ein „Blasebalg-Geräusch" (wie LAEN-NEC sagte) existiert, das deutlich von einem Außenstehenden gehört werden kann, ist es klar, daß hier ein Tinnitus vorliegt. In diesem Fall spricht man von einem „objektiven Tinnitus".

2 - Fortschreitende Hypoakusien können durch Schädigungen des Außen- oder des Mittelohrs als Folge eines physischen oder eines Lärm-Traumas entstehen. Häufig gehen sie mit einem Tinnitus einher. Diese Erscheinung könnte dem Geräusch entsprechen, das jeder in einer schalldichten Kabine wahrnehmen kann. Diese Töne gehen wahrscheinlich auf die Auswirkungen der Brownschen Bewegungen der Partikel im Innenohr zurück, die von den Haarzellen wahrgenommen werden. Da die Umweltgeräusche dabei durch die Verletzungen der Mittel- und Innenohrpartien ausgeschaltet werden, könnten die normalen Vibrationen der Organe ein Tinnitus-Phänomen erzeugen.

3 - Wir haben weiter vorne gesehen, wie über die Härchen der Basilarmembran in der Schnecke die Übertragung der Sinnesimpulse bis zu den Hörfeldern und den Feldern des assoziativen Hörens sowie bis zum Integrationszentrum der Hirnrinde erfolgt, wo alle Hör- und Seheindrücke zusammengefaßt werden. Diese Härchen bilden ein System, dessen Funktionsweise gestört sein kann. Dies kann das Vorhandensein eines Tinnitus im Falle einer Hypoakusis erklären, die mit dem Recruitment-Phänomen einhergeht. GARNIER und DE-LAMARE definieren Recruitment wie folgt: „Bei Patienten mit geschädigten Schneckennervenzellen Rückkehr zu einer normalen Hörstärke bei Überschreiten einer gewissen Tonintensität". Die Assoziation Hypoakusis und Recruitment ist bei Störungen der Schnecke ganz geläufig. Erklären läßt sich das Phänomen durch morphologische Anomalien der Haarzellen, die sich von der Basismembran lö-

sen und zu einer Hypoakusis bei leisen Tönen führen. Bei lauten Tönen entsteht jedoch eine korrekte Verbindung zwischen den Haarenden und der Basismembran, und der Patient hört zufriedenstellend.

4 - Neuere Forschungen haben gezeigt, daß die äußeren Haarzellen kontraktil und für die sogenannten „otoakustischen Emissionen" verantwortlich sind. Sie ermöglichen ein neues Verständnis der Physiologie bzw. der Mechanik der Schnecke. Zwischen 1978 und 1981 bewies KEMP, daß das Innenohr als Antwort auf eine kurze akustische Erregung einen Ton abgibt, eine Antwort von sehr geringer Intensität, die er „Schneckenecho" nennt. Dieses akustische Phänomen, dessen Ursprung in der Basilarmembran liegt, versetzt das Gehörknöchelchen-Trommelfell-System in Vibration. Nach Verschließen des äußeren Gehörgangs konnte mit Hilfe eines kleinen, im Außenohr angebrachten Mikrophons ein Schneckenecho aufgezeichnet werden, das 8 bis 10 Mikrosekunden nach dem auslösenden Ton erfolgte. Die Entdeckung von KEMP stieß auf großes Interesse, da er das Phänomen der otoakustischen Emissionen bei ganz normalen Patienten beobachtet hatte. Ihre Verbindung mit dem Tinnitus gibt jedoch immer noch Rätsel auf. Die Emissionen können in Form eines Tinnitus wahrgenommen werden und gehen wahrscheinlich auf das Aufzeichnen physiologischer Vibrationen zurück.

B - STÖRUNGEN DER NERVENLEITUNG

Jede Strukturveränderung oder -störung zwischen dem peripheren Ursprung der Sinnesimpulse (hier der Haarzellen) und dem Nervensystem (genauer: der Hörrinde) kann als Tinnitus wahrgenommen werden. Diese Ohrgeräusche können mit einem Schmerz verglichen oder als schmerzhafte Erregung empfunden werden.

1 - Eine mögliche Ursache für Tinnitus können Verletzungen der isolierenden Nervenumhüllung sein. Diese hauptsächlich aus Fett bestehende Markscheide umgibt den mittleren Teil der meisten Peripherienerven. Sie kann von verschiedenen pathologischen Veränderungen betroffen sein, unter anderem von einem Tumor, dem sogenannten „Neurinom" (Nervengeschwulst) oder von pathologischen Veränderungen, die mit Viren einhergehen, und die die schützende Scheide zerstören, so daß eine Art „Kurzschluß" entsteht, der den Tinnitus verursachen kann.

2 - Manche Forscher vertreten die folgende Hypothese: Man weiß, daß im Gegensatz zu dem, was in einem Elektrokabel bei abgeschaltetem Strom geschieht, die primären Hörfasern, die gebündelt den Hörnerv bilden, eine gewisse Ruheaktivität haben, die mit sehr empfindlichen Geräten meßbar ist. Diese Ruhefunktion kann, wenn sie auf verschiedene Arten erhöht wird, eine richtiggehende Erregung der Hörwege bis zur Hirnrinde verursachen. Lokale Betäubungsmittel haben oft eine positive Wirkung auf den Tinnitus. Wir werden dies später sehen. Ihre Wirkungsweise läßt sich durch die zwei obenerwähnten Mechanismen erklären. Eine andere Hypothese, die den Mechanismus der pathologischen Nervenübertragung erklärt, beruht auf Störungen der chemischen Neurotransmitter, von denen einige insbesondere den Hörwegen zugeordnet sind.

Hierzu gehören:
- Glyzin
- Gamma-Amino-Buttersäure
- Serotonin
- L.S.D. (Lysergsäurediäthylamid)
- Katecholamin
- Glutamat

- Aspartat (in den zentripetalen Bahnen: denen, die zum Nervensystem führen)
- und auch Azetylcholin (in den zentrifugalen Bahnen, vom Zentrum zur Peripherie hin).

Dank verschiedener Forschungsarbeiten konnte eine Liste der Substanzen erstellt werden, die für den Tinnitus verantwortlich sind. Diese Substanzen spielen durch Einwirken auf die erwähnten Neurotransmitter bei der zentripetalen Übertragung eine Rolle. Generell kann jede Störung des Systems, das die zentripetalen Bahnen kontrolliert, zu einem Tinnitus führen. Die Tatsache, daß bei identischen audiometrischen Kurven manche Patienten an Tinnitus leiden und andere nicht, läßt vermuten, daß zwischen dem Innenohr und dem Zentralnervensystem ein wahrer „Filter" existiert.

In etwa der Hälfte der Fälle ist dieser Informationsfilter durch einen psychischen Schock (Verlust einer sehr nahestehenden Person, Trauer, Scheidung ...) oder durch einen physischen Schock (Unfall, Abgespanntheit) gestört. Die Datierung der Verschlechterung des Filtersystems läßt sich übrigens leicht durchführen. Die Veränderungen dieses Filters können am zentrifugalen System untersucht werden, das Informationen zum Innenohr sendet.

Darüber hinaus hat man herausgefunden, daß bei einer teilweisen Zerstörung des peripheren Hörapparates die Hörzonen der Hirnrinde autonom tätig sein können. In diesem Falle ist der Tinnitus auf das Funktionieren der zentralen Hörwege zurückzuführen, die nicht mehr auf die Peripherie-Regulierung ansprechen. Eine andere Erklärung des Tinnitus gründet sich auf der Wirkungsweise des retikulären Systems, das aus einer Anordnung von Nervenzellen auf der gesamten Länge des Hirnstamms besteht und das die Gehirn- und Wirbelsäulenaktivitäten über das aktivierende aufsteigende und das hemmende absteigende System kontrolliert.

In der Tat klagen viele Betroffene darüber, daß die Ohrgeräusche bei nachlassender Wachsamkeit auftauchen oder sich verschlimmern, d. h. in einer Ruheposition oder beim Einschlafen. Die Retikularsubstanz wirkt in diesem Moment wohl hemmend auf die Schneckenkerne ein, was die Ohrgeräusche hervorruft. Dies würde die Wirkung der Elektrostimulierung im Schmerzbereich erklären. Das gleiche gilt für den Tinnitus: Die Elektrostimulierung, die auf die zentrifugalen hemmenden Bahnen und auf die Produktion von morphinidentischen Substanzen durch die Hypophyse, die berühmten Endorphine, einwirkt, kann manchen Tinnitus- Patienten Erleichterung bringen.

IV

UNTERSUCHUNG UND IDENTIFIKATION DES TINNITUS

Laut Larousse ist eine Diagnose „der medizinische Akt, anhand dessen die Art der festgestellten Krankheit bestimmt und in einen nosologischen Rahmen eingeordnet wird". In manchen Fällen ist die Diagnose Tinnitus recht leicht zu stellen: Zum Beispiel bei einem Verkehrsunfall mit Schädeltrauma ist die Diagnose offensichtlich, ebenso bei einem Neurinom, d. h. bei der Nervenerkrankung, die zur Zerstörung der Schwann-Scheide führt, was die Ursache von wahrhaftigen „Kurzschlüssen" zwischen den Nervenfasern ist. Bei Bißanomalie ist die Diagnose offensichtlich, sofern der Arzt die nötige Erfahrung und die erforderliche Ausstattung besitzt. In dem Kapitel über diese pathologische Veränderung werden wir näher darauf eingehen. Aber abgesehen von diesen präzisen Fällen muß eine sehr gewissenhafte klinische und paraklinische Untersuchung durchgeführt werden, um eine oder mehrere Ursachen für den Tinnitus herauszufinden.

A - DIE ANAMNESE ODER PATIENTENBEFRAGUNG

1 - In dieser gewissenhaften und methodischen Befragung sollte geklärt werden, unter welchen Bedingungen die Ohrgeräusche aufgetreten sind. Häufig treten sie ohne offensichtliche Ursache auf. In diesem Falle muß nach allem geforscht werden, was das Auftreten wohl begünstigt hat. Eine sorgfältige Befragung gibt Einblick in die

Krankengeschichte und einen eventuellen, manchmal weit zurückliegenden und oft vergessenen Unfall mit Halswirbel- oder Schädeltrauma, der mit Begleiterscheinungen einhergehen kann, die genau angegeben werden müssen. Auch manche Arzneimittel können die Ursache für Tinnitus sein, darunter die Chemotherapeutika gegen Tuberkulose oder Krebs. Interessant ist immer die Situation des Patienten, sein Beruf und seine Freizeitbeschäftigungen. So kann z. B. festgestellt werden, daß er berufsbedingt Lärm ausgesetzt ist, wie Feuerwerker oder Metallarbeiter oder auch Angehörige der militärischen Berufe, die Waffen benutzen. Wissenswert ist jedoch, daß schon eine einzige Hörschädigung einen Tinnitus auslösen kann. Nach Attentaten in Spanien, Großbritannien und vor kurzem auch in Frankreich ist man auf diese Tatsache aufmerksam geworden. Auch die Verwendung von Waffen beim Tontaubenschießen oder auf der Jagd kann einen Tinnitus auslösen.

Schließlich können auch manche Vergiftungen zu Tinnitus führen. Dies gilt z. B. für den Saturnismus (Bleivergiftung), der durch mit Bleisalz behandeltes Geschirr oder durch Wasser aus bleihaltigen Rohren entsteht, sowie für die Verwendung von quecksilberhaltigen Produkten beim Pflanzenschutz und bei Zahnbehandlungen (Amalgamfüllungen). Manche Menschen, die Kohlenmonoxid ausgesetzt sind wie zum Beispiel Verkehrspolizisten in der Stadt, die Abgase einatmen, können unter Tinnitus leiden.

2 - Was den Lärm betrifft, ist er nach Meinung mancher Hals-Nasen-Ohren-Ärzte in 80 % der Fälle für den Tinnitus verantwortlich. Lärm ist heute eine erhebliche Umweltbelastung für einen Großteil der Bevölkerung, die in Städten lebt oder sich in Diskotheken freiwillig übergroßem Lärm aussetzt. 1992 hat eine Untersuchung ergeben, daß 26 % der 17- bis 18jährigen einen erheblichen Hörverlust im Hochtonbereich (etwa 4000 Hertz) aufwiesen. Dieser

Prozentsatz soll in Großbritannien bei 28 % und in den Vereinigten Staaten bei 31 % liegen. Diese Jugendlichen besuchen nun oft Diskotheken oder Rockkonzerte, und viele benutzen auch Walkman-Geräte, die viel zu laut gespielt werden (eine Begrenzung der Lautstärke per Gesetz ist im Gespräch). Eine Lautstärke von mehr als 90 Dezibel über mehrere Stunden kann **irreparable** Ohrenschäden verursachen, insbesondere durch mikroskopisch kleines Ausreißen der Haarzellen. Die Schmerzgrenze für die Ohren liegt bei etwa 120 Dezibel, aber bereits ab 100 Dezibel, also unterhalb der Schmerzgrenze, ist das Ohr bleibenden Schäden ausgesetzt.

B - MERKMALE DES TINNITUS

Tinnitus ist eine so verschiedenartige Erkrankung, die Behandlungen sind so zahlreich und der Erfolg so ungewiß (außer, wenn die Zähne die Ursache sind), daß viele Ärzte sich lieber vorsichtig äußern. Es ist jedoch wichtig, daß der Kranke die Merkmale seines Tinnitus beschreibt, damit der Arzt über alle Elemente verfügt, die er für eine wirksame Therapie benötigt.

So sind folgende Punkte sehr wichtig:

– Der Zeitpunkt, an dem der Tinnitus zum erstenmal aufgetreten ist, und seine Entwicklung seit dem Beginn. Alle Entwicklungen sind möglich, sowohl die Intensität als auch der Ton selbst kann sich verändern.

– Vorübergehende Variationen durch den Tag-Nacht-Rhythmus. Die Intensität des Tinnitus variiert nämlich häufig im Verlaufe eines Tages: Morgens ist eine relativ ruhige Periode, abends beim Einschlafen oder in der Nacht nimmt er dann zu. Manche Patienten werden auch von einem halluzinatorischen Lärm geweckt.

- Der Einfluß äußerer Faktoren wie zum Beispiel als aggressiv empfundene Geräusche.
- Die Veränderung der Lautstärke je nach körperlichem oder seelischem Allgemeinzustand. Viele Patienten klagen über Tinnitus in Verbindung mit ihrer Abgespanntheit.
- Wirkt sich der Tinnitus auf den Schlaf aus, wird der Patient beim Einschlafen oder in der Nacht von den Ohrgeräuschen gestört?
- Ist ein einziges oder sind beide Ohren betroffen?
- Sind die gehörten Ohrgeräusche tiefe oder hohe Töne? Lassen sie sich mit einem Läuten, einem Pfeifen oder einem Sausen vergleichen? Ist es ein wahrer „Höllenlärm", so wie der, den der französische Schriftsteller CELINE hörte und in „Tod auf Kredit" beschrieb?

Grundlegend ist, wie der Tinnitus psychisch erlebt wird. Manche Patienten sprechen von sehr intensiven Ohrgeräuschen, „finden sich aber damit ab", und die Störung wird in diesem Falle problemlos ertragen. Zu dieser Kategorie sind diejenigen Individuen zu zählen, die so viele verschiedene Krankheitsäußerungen haben, daß die Ohrgeräusche durch andere symptomatische Äußerungen überdeckt und damit erträglich werden. Bei anderen Personen haben dagegen von Zeit zu Zeit auftretende, schwache Ohrgeräusche derart katastrophale Auswirkungen auf die Psyche, daß sie zu Selbstmordabsichten und leider auch zu dramatischen Selbstmorden führen. In der Tat wird die Toleranzschwelle des Tinnitus-Phänomens vor allem durch die Persönlichkeit des Patienten, seine Beziehung zur Umwelt und zum Leben, und durch seine Beteiligung an verschiedenen mehr oder weniger dankbaren Tätigkeiten festgelegt. Im Hinblick auf die Therapie hilft das psychologische Patientenprofil dem Arzt dabei, eine adäquate Behandlung anzubieten.

Begleiterscheinungen

Nur selten gehen keine weiteren Krankheitsäußerungen mit den Ohrgeräuschen einher. Anhand der Patientenbefragung können diese Symptome in ein präziseres klinisches Bild eingeordnet werden. Es kann nützlich sein, nach den folgenden Punkten zu fragen:

- Eindruck verstopfter Ohren, mit oder ohne Ohrenschmalz;
- Schmerzen in der Ohrgegend, mehr oder weniger stark und mehr oder weniger häufig, je nach Lebensumständen;
- Hypoakusis (oder Schwerhörigkeit) und auf welcher Seite (ein oder beide Ohren betroffen?). Die Geschichte dieser Schwerhörigkeit sollte näher betrachtet werden: Wann ist sie aufgetreten? Wie entwickelt sie sich weiter? Gibt es Perioden, in denen sie nachläßt? Wie lange dauern diese an? Unter welchen Umständen? ....
- Hyperakusis, die sich durch ein unangenehmes Gefühl oder sogar Schmerz beim Hören eines Geräusches äußert, dessen Intensität von der Mehrheit als annehmbar empfunden wird. Auch hier muß man sich fragen, welche Beziehung mit dem Tinnitus besteht.
- Kopfschmerzen: hartnäckige Kopfschmerzen oder Migräne mit oder ohne Begleiterscheinungen in einer präzisen Region des Schädels oder diffuse Schmerzen, mehr oder weniger regelmäßig auftretend je nach gewissen Lebensumständen;
- Geräusche (oder Knacken) in den Schläfen-Unterkiefer-Gelenken, je nach Position des Unterkiefers;
- unterschiedlich starke Ohrgeräusche je nach Kaubewegungen oder Unterkieferbewegungen.

Das Patientenprofil

Gründliche Nachforschungen sollten angestellt werden:
– zuerst über den psychologischen Kontext des Patienten, insbesondere über seine Beziehung zu seiner unmittelbaren mitmenschlichen Umgebung: Ehe- bzw. Lebenspartner, Kinder, Eltern. Es ist interessant, die Bedeutung der Klage des Betroffenen zu analysieren. Sie kann eine Art „Hilferuf" sein, der das Interesse des Partners wecken soll. Wie oft haben wir es nicht schon erlebt, daß eine komplexe Symptomatik auftaucht - darunter Tinnitus oder Hyperakusis -, wenn ein Ehepaar bzw. eine Lebensgemeinschaft auseinandergeht. Dieser „Pathologie-Sprache" gelingt es von Zeit zu Zeit, locker gewordene Bande durch Veränderung des Wesens der Beziehung wieder zu festigen. Aufmerksames Zuhören, eine knappe morpho-psychologische Untersuchung, die Biopsychologie (Untersuchung der Wechselbeziehungen in Verbindung mit der Blutgruppenzugehörigkeit); eine graphologische Untersuchung und eventuell verschiedene Tests wie der Baum- oder der Dorf-Test ermöglichen einen individualisierten psychologischen Ansatz, der für die Erstellung der Diagnose, der Behandlung und der Prognose unverzichtbar ist.
– Das Alter ist wichtig, aber überprüft werden müssen ebenfalls die Vitalität und die Energiereserven des Patienten anhand einer Untersuchung der Nägel und der Iris. Fehlende Nagelmöndchen zusammen mit vorhandenem Gerontoxon (Greisenring) rund um die Iris deuten auf einen ungünstigen Stoffwechsel und eine verminderte Vitalität hin, was für die Behandlung und für die Prognose einen erschwerenden Faktor darstellt.
– Der Beruf: Manche Berufe begünstigen tatsächlich das Entstehen von Ohrgeräuschen. Dies haben wir bereits besprochen.

– Eine sehr eingehende medizinische Untersuchung auf Diabetes (bei Erwachsenen und auch bei Jugendlichen), Bluthochdruck, Cholesterinspiegelerhöhung im Blut und auf Hyper-Urikämie (Harnstoffüberschuß im Blut);
– und schließlich läßt sich durch gewissenhafte Befragung und Beobachtung des Kranken feststellen, ob das verheerende Zusammenwirken von Alkohol und Tabak gegeben ist.

C - DIE KLINISCHE UNTERSUCHUNG

1 - Zuerst muß festgestellt werden, ob die Ohrgeräusche vom Arzt wahrnehmbar sind. Dies ist zwar sehr selten, aber so nützlich, daß es sich wirklich lohnt, den Patienten daraufhin zu untersuchen. Abgehört werden die Halsschlagader, die Hinterhauptarterie und die oberflächlichen Schläfenarterien auf jeder Seite. Ebenso verfahren wird bei der Augenregion und dem Schädeldach.

2 - Eine komplette klinische HNO-Bewertung wird durchgeführt, einschließlich der folgenden Tests:
– Test der Hörfähigkeit über Luftleitung und Knochenleitung,
– Tests von WEBER und RINNE,
– audiometrische Tests,
– Maskierung,
– Sprachaudiometrie,
– audiometrische Hörschärfebestimmung nach BESEKY
– akustisch evozierte Potentiale des Hirnstamms (AEP oder BERA) usw.

3 - Gewissenhaft untersucht werden muß die Funktionsweise der Schläfen-Unterkiefer-Gelenke: durch Abhorchen, Abtasten von außen

und innen und vom äußeren Gehörgang aus. Der Weg des Unterkiefers wird in beiden Richtungen, vorn-hinten und seitlich, untersucht. Der mittlere und seitliche Pterygium-Muskel muß abgetastet werden. Die Kontraktionen des Gaumensegels müssen auch berücksichtigt werden. Schließlich sind auch die Halswirbelsäule und die Position des Kopfes im Verhältnis zum Körper in den drei Raumebenen zu untersuchen. Eine Untersuchung mit dem Dental-Scanner zeigt auf dem Bildschirm interdentale Verbindungen, sowohl bezüglich Chronologie als auch Intensität.

Diese Untersuchung, die leider selten vorgenommen wird, da hierfür sehr hochentwickelte Geräte benötigt werden, ist jedoch unverzichtbar, um den Mechanismus des Tinnitus und seiner Ursachen zu verstehen.

V

ÄTIOLOGIE (URSACHEN) DES TINNITUS

Aus den vorhergehenden Kapiteln werden bereits zahlreiche mögliche Gründe für den Tinnitus deutlich. Zwecks einer klareren Darstellung ist es jedoch angebracht, eine Liste zu erstellen, die zwar nicht erschöpfend, aber doch so vollständig wie möglich ist. Die Ursachen für den Tinnitus sind zahlreich, da diese Krankheit oft bei einer Störung im Hörapparat auftritt. Wenn der Arzt die Ohrgeräusche beim Abhorchen mit dem Stethoskop hören kann, ist die Diagnose Tinnitus leicht zu stellen. Ebenso, wenn der Tinnitus mit anderen bekannten Anzeichen einhergeht. Leider ist es sehr schwierig oder sogar unmöglich, die Ursache für den Tinnitus zu bestimmen, wenn es sich um subjektive und isolierte Ohrgeräusche handelt.

A - MANIFESTE OHRGERÄUSCHE

Hierfür gibt es mehrere Ursachen: Muskel-, Gefäß- oder Höhlenphänomene (in Verbindung mit einem Hohlraum). Im allgemeinen werden sie wenig untersucht, da sie sehr selten sind, während jede ätiologische Untersuchung hiermit beginnen sollte. Aufgrund der Diagnose wird eine Herzkrankheit ausgeschlossen, die sich durch ein Rauschen manifestiert, sowie auch alle anderen Krankheiten, die sich, insbesondere beim Kind, durch ein objektives Geräusch äußern.

Unterschieden werden muß zwischen pulsierenden und nicht-pulsierenden manifesten Ohrgeräuschen.

1 - Pulsierender manifester Tinnitus

Hierbei handelt es sich um ein richtiggehendes Rauschen, das GARNIER und DELAMARE wie folgt definieren: „Gattungsname für alle Töne, die entweder in den Luftwegen oder im Blutkreislauf entstehen und die dem Geräusch ähneln, das eine Luft- oder Flüssigkeitssäule macht, die gewaltsam in einen engen Kanal geschoben wird." Das Geräusch kann allein auftreten oder zusammen mit anderen Symptomen wie Schwerhörigkeit oder Schwindel.

Pulsierender manifester Tinnitus, der sich durch die Atmung verändert

Die Ohrgeräusche sind rhythmisch nach der Atmung gegliedert. Ihre Besonderheit besteht darin, daß sie beim Atemstillstand oder wenn der Patient liegt oder sich nach vorne beugt, verschwinden. Er hat das Gefühl verstopfter Ohren und ein „Ohrecho" (ausgesprochene Laute hallen im Kopf nach). Einfache Tests und die Befragung reichen im allgemeinen aus, um eine klaffende Tube, die das Mittelohr mit dem Nasen-Rachenraum verbindet, zu diagnostizieren.

Pulssynchroner manifester Tinnitus

Dies läßt sofort Störungen auf Gefäßebene vermuten. Ein vollständiges Abhorchen der Hals- und Kopfregion ist unbedingt erforderlich, ebenso wie die Frage nach einer weit zurückliegenden und schon vergessenen Verletzung.

2 - Tinnitus in Verbindung mit arteriovenösen Fisteln

Laut GARNIER und DELAMARE ist eine Fistel „ein angeborener oder akzidentieller Gang, der eine physiologische oder pathologische

Flüssigkeit hindurchläßt und durch das Fließen eben dieser Flüssigkeit unterhalten wird". Man unterscheidet:

Tinnitus in Verbindung mit Fisteln der Hinterhauptregion. Die Ohrgeräusche sind das einzige klinische Anzeichen, und die Fistel hat eine Unfallursache. Frauen sind häufiger als Männer betroffen; in ihrer Krankengeschichte finden sich oft Kreislauferkrankungen. Die Arteriographie (Röntgenkontrastdarstellung der Arterien) zeigt das Vorhandensein einer Fistel in der Hinterhauptregion. Das Abhorchen zeigt ein Rauschen in der mastoiden Region (Warzenfortsatzregion).

Es kann sich um eine Fistel in der Halsschlagaderregion handeln, die mit einer Schußverletzung oder mit einem Schädelbasisbruch in Verbindung steht.

Der Tinnitus kann auch - dies ist allerdings wesentlich seltener - mit einer Wundfistel in der Wirbelgegend in Verbindung stehen.

3 - Drosselvenen-Tumore

In diesem speziellen Fall geht der manifeste pulsierende Tinnitus immer mit Schwerhörigkeit einher. Die Verbindungen zwischen Arterien und Venen im Tumorinneren sind die Ursache für einen Gefäßtinnitus, der meistens durch Abhorchen nachweisbar ist. Die Untersuchung zeigt oft im Anfangsstadium der Krankheit ein bläuliches Aussehen auf der hinteren Partie des Trommelfells. Wenn die Untersuchung zu einem späteren Zeitpunkt stattfindet, beobachtet man eine körnchenförmige Blutung, die sich in den äußeren Hörgang ergießt. Eine genauere Untersuchung zeigt, daß die Schädelbasis befallen bzw. eine Gesichtslähmung festzustellen ist. Die Untersuchung stützt sich auf die Arteriographie und den Scanner.

4 - Tinnitus und Rankenaneurysma (Pulsadergeschwulst)

Laut GARNIER und DELAMARE handelt es sich um „eine Erweiterung und Verlängerung einer oder mehrerer Arterien- und Venengefäße und -haargefäße, so daß eine anomale und leicht zugängliche Verbindung zwischen dem arteriellen und venösen System entsteht". Sie kann sich inner- oder außerhalb des Schädels befinden, d. h. entweder im Bereich der Hirnhaut (meistens im Bereich der Dura mater (harten Hirnhaut)) oder im Bereich der Kopfhaut. In diesem Fall leidet der Betroffene außer an den Ohrgeräuschen auch an sehr starken und hartnäckigen Kopfschmerzen. Durch Abhorchen untersucht man den Patienten auf Angiome unter der Haut und auf Geräusche im Schädelinneren. Eine Arteriographie widerlegt oder bestätigt letztendlich die Diagnose.

5 - Tinnitus in Verbindung mit Gefäßerkrankungen des Halses

In diesem Fall wird der Tinnitus von der erkrankten Person gut ertragen. Beim systematischen Abhorchen der großen Gefäße der Halsregion kann der Arzt seine Diagnose stellen, wenn er ein typisches Rauschen hört, das meistens von einem Aneurysma der inneren Kopfarterie, der Hinterhauptarterie oder der oberflächlichen Schläfenarterie stammt. Das Rauschen, das den Tinnitus begleitet, läßt sich auch auf etwas zurückführen, das wir Halsschlagader-Chemodektom nennen, eine gutartige und selten vorkommende Ausbildung in den chemorezeptiven Organen, die zur Aufgabe haben, diverse Funktionen zu regulieren, darunter die Atem- und die vasomotorischen Aktivitäten. Das Zusammenziehen der Arterienwand geht weniger mit einem Rauschen im Ohr als mit Rauschen in der Halsschlagader- oder Wirbelregion einher. Dieses Rauschen wird deutlich vom Patienten gehört. Die Arteriographie und die Doppleranalyse ermöglichen eine präzise Diagnose.

B - NICHT OBJEKTIVIERBARER TINNITUS

Dieser kommt leider am häufigsten vor.

Es muß unbedingt ein audio-vestibulärer Test einschließlich der folgenden Untersuchungen durchgeführt werden:
– Audiometrie,
– Tympanometrie,
– Vorhandensein des Steigbügelmuskelreflexes (Hammermuskel),
– akustisch evozierte Potentiale.

1 - Tinnitus in Verbindung mit anderen Erkrankungen

a - *Störungen des Außenohrs*

Die Begleitpathologien können sich in einem komplexen klinischen Bild äußern, wobei wir Schwindel und Schwerhörigkeit jedoch in den Schilderungen der Patienten am häufigsten antreffen. Bei jeder Verstopfung des äußeren Gehörganges stoßen wir auf Ohrgeräusche mit einem Gefühl von verstopften Ohren und einer Verminderung der Hörschärfe. Die häufigsten Ursachen für eine Verstopfung sind natürlich Ohrenschmalzpfropfen, es kann sich jedoch auch um eine Entzündung des äußeren Gehörganges (Otitis externa), um einen parasitären Knochenauswuchs (Exostose) oder auch um einen bösartigen oder gutartigen Tumor (Osteom) handeln. Der äußere Gehörgang kann teilweise oder vollständig verstopft sein.

b - Mittelohrerkrankungen

1 - Akute Erkrankungen

Bei einer akuten Mittelohrentzündung sind Ohrgeräusche sehr oft ein Sekundärsymptom, das fast immer durch verschiedene - allopathische oder natürliche - Behandlungen verschwindet.

Bei einer serösen (serumabsondernden) Mittelohrentzündung muß unterschieden werden zwischen dem Gefühl verstopfter oder mit Flüssigkeit angefüllter Ohren und den Ohrgeräuschen, die bei dieser Erkrankung relativ häufig vorkommen. Auch hier lindert eine angemessene Behandlung - sowohl durch Allopathie, Homöopathie, Aromatherapie oder Naturheiltherapie - das Symptom. Bei chronischer eitriger Mittelohrentzündung ist das Auftreten von Ohrgeräuschen ein Alarmsignal: Es kann darauf hindeuten, daß sich die Infektion bis zum Innenohr ausgedehnt hat. Um die Beziehung zwischen Ohrgeräuschen und Mittelohrentzündung herauszufinden, reicht oft eine Trommelfelluntersuchung. Manchmal ist eine Tympanometrie erforderlich, um die ersten Anzeichen einer serösen Mittelohrentzündung zu erkennen.

2 - Otosklerose (Mittelohrverhärtung)

Hier handelt es sich um eine vererbte Erkrankung , die sich durch eine Verknöcherung der Paukenhöhle äußert, deren Ursache eine Dysfunktion eines Muskels im Innenohr ist: des Steigbügelmuskels. Der Patient leidet unter einem beidseitigen Hörverlust mit Ohrgeräuschen in 80 % der Fälle. Frauen sind häufiger betroffen als Männer, insbesondere während der Pubertät; Schwangerschaften verstärken die Symptome. Sehr oft wird der Arzt wegen der Ohrgeräusche aufgesucht, da die Otosklerose in ihrem Anfangsstadium nur eine leichte Schwerhörigkeit mit sich bringt, die für den Patienten wesentlich weniger störend ist als die Ohrgeräusche. Etwa 10 % der Europäer sind von dieser Erkrankung betroffen, die im Prinzip chirurgisch behandelt wird: Der Steigbügel wird entfernt und durch eine Prothese ersetzt. So wird im allgemeinen die Schwerhörigkeit korrigiert, die Ohrgeräusche können jedoch auch nach der Operation bestehenbleiben.

c - Innenohrerkrankungen

Sie sind die Ursache für die meisten nicht objektivierbaren und in Verbindung mit anderen Symptomen auftretenden Ohrgeräusche. In diesem Fall ist die Schnecke oder das Innenohr aus den verschiedensten Gründen ein einziges Mal oder wiederholt angegriffen worden.

1 - Traumata

Nach einem Unfall mit Felsenbeinbruch und Hörverlust sind sehr häufig Ohrgeräusche als direkte Folgeerscheinung anzutreffen, die manchmal sehr lange anhalten können. Ohrgeräusche können auch aufgrund von Schädeltraumata entstehen, sie gehen mit Schwindel und Hörverlust einher und können je nach Position variieren. Es gibt Fälle, in denen der Tinnitus als Folge eines operativen Eingriffs eintritt.

Auch Hörschädigungen, ob einmal oder wiederholt auftretend, können einen Tinnitus verursachen. Wenn die Hörschädigung nur vereinzelt, dafür aber sehr heftig erfolgt, kann sie einen mehr oder weniger dauerhaften Tinnitus verursachen. Bei wiederholten Hörschädigungen aus beruflichen oder anderen Gründen können Ohrgeräusche auftreten, die anfangs nur gelegentlich vorkommen und recht schwach sind. Später tritt ein Hörverlust ein, wobei die ersten Ohrgeräusche zwar zunächst wieder verschwinden, aber wesentlich stärker wiederkommen, sobald sich der Hörverlust verschlimmert hat. Ganz ähnliche Phänomene lassen sich bei Patienten beobachten, die Luftdruckvariationen in der Atmosphäre oder im Wasser ausgesetzt sind.

2 - Morbus Menière

Nach dem MERCK-Handbuch handelt es sich hier um eine „Erkrankung mit wiederholten schwerwiegenden Schwindelanfällen, Schwerhörigkeit und Ohrgeräuschen, die auf eine globale Dilatation des häutigen Labyrinths zurückgehen. Akute Perioden wechseln sich ab mit mehr oder weniger vollkommen ruhigen Perioden, in denen das Hörvermögen normal ist. Die Ohrgeräusche bleiben jedoch auch zwischen den akuten Perioden bestehen und sind schwer erträglich. Die psychischen Auswirkungen können den Betroffenen zum Selbstmord führen. Der Morbus Menière entsteht wahrscheinlich durch Kreislauf- und Gefäßprobleme. Er betrifft generell nur ein Ohr, beide Ohren sind in nur 10 bis 15 % der Fälle betroffen.

3 - Tinnitus durch Vergiftungen

Wir haben oft Tinnitus in Verbindung mit dem berühmten Zusammenwirken Tabak-Alkohol angetroffen, jedoch können alle giftigen Substanzen, Arzneimittel eingeschlossen, einen Tinnitus verursachen:

– Dies gilt zunächst für die Schwermetalle wie das Quecksilber in Zahnfüllungen (siehe „Les dangers des amalgames dentaires" (Die Gefahren der Amalgam-Zahnfüllungen), Edition de l'Encre, 1996). Dies gilt aber auch für:
– Azetylsalizylsäure in hohen Dosen,
– manche antimitotische (die Zellteilung hemmende) Chemotherapien,
– alle Chinin-Derivate,
– manche Antibiotika wie Aminoglykoside,
– einige Diuretika,
– Kohlenmonoxid,
– Barbiturate,
– Bleisalze.

4 - Tinnitus in Verbindung mit der Presbyakusis (Altersschwer-hörigkeit), die GARNIER und DELAMARE wie folgt definieren: „Veränderung der Hörfähigkeit, die im vorgerückten Alter zu beobachten ist. Die Betroffenen hören nahe Töne besser als weiter entfernt liegende und nehmen eine Flüsterstimme besser wahr als eine laute Stimme..." In 10 % der Fälle von Presbyakusie sind die Patienten von Tinnitus betroffen, der generell beidseitig und von mäßiger Intensität ist, so daß er oft gut ertragen wird.

5 - Tinnitus in Verbindung mit plötzlich oder unregelmäßig auftretender Schwerhörigkeit.

Manchmal tauchen plötzlich auf einem Terrain einer gemäßigten Schwerhörigkeit ohne klinische Störungen stark belästigende Ohrgeräusche auf. In anderen Fällen taucht die Schwerhörigkeit plötzlich auf und entwickelt sich schubweise, wobei manche Perioden wesentlich ausgeprägter sind als andere. Die Ursache ist nur schwer festzustellen, und wir schwanken zwischen einer Gefäß-, Virus- oder Immunerkrankung. Es muß automatisch auf ein Neurinom (Nerventumor) untersucht werden. In diesem Fall entwickelt sich der Tinnitus symmetrisch im Verhältnis zur Schwerhörigkeit, und die Wiederherstellung des Hörvermögens geht generell mit einer Linderung des Tinnitus einher.

d - Erkrankungen des Schneckensystems
1 - Neuritis (Nervenentzündungen)
Die Ursache für die Neuritis ist oft eine Trigeminus-Gürtelrose. Sie geht oft mit einem vestibulären Syndrom einher, bei dem Schwindel, Gleichgewichtsstörungen mit Veränderung der Statur - sowohl in Ruhestellung als auch in Bewegung -, Nystagmus (unkontrollierte Augapfelbewegungen) und Störungen der Widerspiegelungsfähigkeit des Vorhofs beobachtet werden. Diese Symptome gehen

oft mit Schwerhörigkeit einher. Das klinische Bild deutet manchmal auf Syphilis hin, weshalb eine serologische Untersuchung durchgeführt werden sollte. Eine Neuritis des Schneckensystems kann mit einer Gehirnhautentzündung einhergehen.

2 - Neurinome (generell gutartige Tumore der Nervenscheide)
In diesem Fall stellt sich das Tinnitus-Phänomen ganz langsam ein, ihm folgt eine häufig sehr belastende Schwerhörigkeit. Die oft schwerwiegende Diagnose dieser Art pathologischer Veränderung erfordert eine äußerst gründliche diagnostische Abklärung.

e - Tinnitus in Verbindung mit einer pathologischen Veränderung des Zentralnervensystems
Dieser Tinnitus entsteht generell in Verbindung mit einem Schädeltrauma, kann aber auch andere Ursachen haben. In diesem Falle wird er zusammen mit anderen neurologischen Anzeichen genannt und äußert sich in unterschiedlich intensivem und meist beidseitigem Pfeifen. Begleiterscheinungen sind unter anderem Kopfschmerzen, Schlaflosigkeit und psychologische Instabilität. Das Phänomen wird generell gut ertragen, führt aber manchmal zu sehr belastenden Verhaltensstörungen gegenüber dem sozialen und familiären Umfeld.

2 - Subjektiver, unabhängig auftretender Tinnitus

Manchmal erweist sich die audio-vestibuläre Untersuchung (Tympanometrie, Ton- und Sprachaudiometrie, Untersuchung des Steigbügelmuskelreflexes, Vestibularisprüfung, akustisch evozierte Potentiale AEP) als negativ. In diesem Fall muß im Stoffwechsel-, Kreislauf-, Reflex- und psychischen Bereich nachgeforscht werden.

a - Stoffwechsel

Der Tinnitus kann durch eine Hyper-Urikämie (erhöhter Harnsäurespiegel im Blut), eine Cholesterinspiegelerhöhung im Blut oder auch durch Diabetes begünstigt werden.

b - Blutkreislauf

Viele Tinnitus-Betroffene haben normale Blutdruckwerte, wobei der Bluthochdruck jedoch ein Faktor ist, der den Tinnitus begünstigt. Man hat auch die Nackenarthrose für den Tinnitus verantwortlich gemacht.

c - Symptomatologische Ursachen

Demnach wäre der Tinnitus eine simple pathologische Veränderung, die direkt auf ein erkranktes Umfeld zurückgeht. Dieses Konzept wird in den Kapiteln über die Mißokklusion (Bißanomalie) ausführlich dargelegt.

d - Psychologische Bedingungen für den Tinnitus

Die Ohrgeräusche sind für viele unserer Mitbürger so unerträglich, daß sehr oft Verhaltensstörungen auftreten. Sehr intensive, anhaltende Ohrgeräusche können durch die damit verbundene Schlaflosigkeit oder als Reaktion auf die gestörte Unversehrtheit des Individuums schwerwiegende psychische und/oder psychologische Störungen hervorrufen. Der Patient ist müde, gereizt, von Angst erfüllt und stellt oft die Wirksamkeit der Behandlung in Frage. Es lassen sich wahre Depressionen oder Neurosen beobachten, die den Kranken zum Selbstmord treiben. In einem anderen Falle wieder deckt der Tinnitus eine psychologische Störung hysterischer Art auf. Es handelt sich um eine typische Depression, die sich durch Gehörhalluzinationen äußert. Die pathologische Veränderung ist funktioneller Art und betrifft hauptsächlich diejenigen Frauen, die fast systematisch

Verhaltens- und Persönlichkeitsstörungen aufweisen. Der hysterische Zustand erfordert eine psychiatrische Behandlung.

Wie man sieht, ist der subjektive, unabhängige Tinnitus (abgesehen vom Reflex-Tinnitus mit Ursache im Mund-Zahn-Bereich) ein schwieriges Gebiet, in dem der Therapeut mit aller Gewissenhaftigkeit, Bescheidenheit und Menschlichkeit vorgehen muß.

VI

BEHANDLUNG EINES TINNITUS, DESSEN URSA-CHE NICHT DIE OKKLUSION (GEBISS-SCHLUSS) IST

D ie therapeutischen Probleme der Tinnitusbehandlung zeigen sich an der Verschiedenheit und der Zahl der für diese Erkrankung angebotenen Behandlungsmethoden.

A - ALLGEMEINE BEHANDLUNGEN

1 - Arzneimittel

Diese Behandlungen verfolgen drei wichtige therapeutische Ziele:
- Bessere Durchblutung im Ohr;
- Wirkung auf das Nervensystem, insbesondere, wenn eine Störung im Bereich der Nervenimpulse zurück zum Zentralnervensystem vorzuliegen scheint. Hier werden psychotrope Arzneimittel angewendet.
- Die verschriebenen Arzneimittel gehören oft zur Kategorie der Schlafmittel, da sich der Tinnitus bei sehr vielen Patienten am intensivsten in der ersten Schlafphase bemerkbar macht.

Insgesamt gehören die verwendeten Arzneimittel zu sieben verschiedenen großen Kategorien:

a - Anästhetika (Betäubungsmittel)

Intravenös verabreicht sorgen Lidocain oder Lignocain laut einem Artikel in „Tinnitus today" (März 1995) für eine Besserung bei 49 % der einseitigen und bei 73 % der beidseitigen Tinnitus-Erkrankungen. Leider ist diese Wirkung wohl nur von kurzer Dauer.

b - Trizyklische Antidepressiva

Zu diesen gehört Trimipramin, das zu Benommenheit, Mundtrockenheit, übermäßigem Schwitzen, Verstopfung, niedrigem Blutdruck, allergischen Reaktionen, Tachykardie (stark beschleunigtem Herzschlag) usw. führen kann. In diese Kategorie gehört auch Fluoxetin, dessen Auswirkungen - laut der gleichen obengenannten Quelle - nicht sehr ermutigend sind.

c - Antiepileptika

Das bekannteste von allen ist Carbamazepin. Die Wirkung von Terfenadin soll interessant sein, da es bei etwa 70 % der Patienten die Intensität des Tinnitus herabsetzt, wobei darauf zu achten ist, daß sie keine Herzerkrankungen aufweisen dürfen.

d - Angstlösende Mittel

Sie machen einen Großteil der Anti-Tinnitus-Arzneimittelliste aus. Das bekannteste unter ihnen, dessen Handelsnamen wir nicht erwähnen dürfen, enthält Diazepam und hat - wie übrigens alle Benzodiazepine - beträchtliche Nebenwirkungen. Dieses Medikament beeinflußt die Aufmerksamkeit, d. h. es mindert sowohl die Aufmerksamkeit als auch den Einsatz bei der Arbeit und gegenüber der Umwelt, wobei sich eine Gleichgültigkeit gegenüber der Gefahr einstellt, was zu schweren Unfällen führen kann. Generell führen die Behandlungen mit Beruhigungsmitteln zu Schläfrigkeit, Apathie, verminderter Muskelspannung und oft auch zu Impotenz.

Bei zu schnellem Absetzen oder nach längerer Einnahme ist die Abhängigkeit fast die gleiche wie bei Alkohol oder bei einer anderen Drogenabhängigkeit. Abgesehen von den Nebenwirkungen bringen sie nur eine sehr geringe Besserung.

Andere angstlösende Mittel enthalten Alprozolam. Dieses Molekül kann bei kurzzeitiger Behandlung und bei gewissenhafter Dosierung angewendet werden, andernfalls können beträchtliche Nebenwirkungen auftreten.

In der gleichen Kategorie findet sich auch Clonazepam, das nicht nur als ein Beruhigungs- und Hypnosemittel gilt, sondern auch als Antiepileptikum, und das trotz eines hohen Abhängigkeitspotentials interessante Therapiemöglichkeiten bietet, die jedoch nur von kurzer Wirkungsdauer sind.

e - Diuretika (harntreibende Mittel)

Diese Moleküle sollen einen positiven Einfluß auf die Potentialveränderung im Innenohr haben. Ungewiß ist ihre Wirkung auf den Tinnitus, ganz und gar nicht ungewiß sind jedoch die unerwünschten Nebenwirkungen:

– Urikämie,
– erhöhter Blutzucker,
– Alcalose (Blut-pH-Erhöhung),
– Leukozytenmangel,
– Schmerzen im Bereich der Lendenwirbel,
– Hautreaktionen,
– Wasserentzug, Gicht.

Nach Meinung der Autoren des Artikels in „Tinnitus today" bringt dieses Molekül jedoch in 50 % der Fälle (!) eine Besserung.

f - Sonstiges

Schließlich werden zahlreiche andere Arzneimittel zur Tinnitus-Behandlung verwendet, wie z. B.:

- Niacin oder Nikotinsäureamid oder Vitamin B3 Es soll durch periphere Gefäßerweiterung wirken und bei einem Tinnitus in Verbindung mit Morbus Menière interessant sein.
- Vitamin A, das auf die Funktionsweise des Ohrs einwirkt. Es wird bei Tinnitus und gleichzeitigem Vitamin-A-Mangel verwendet.
- B-Vitamine generell, sie spielen eine Rolle beim Glukosestoffwechsel und greifen in das Funktionieren des Zentralnervensystems ein. Sie sollen bei dem durch eine Hypoglykämie hervorgerufenen Tinnitus interessant sein.

Schließlich ist wissenswert, daß zahlreiche Medikamente für das Ohr toxisch sind. Das gilt für manche Antibiotika, Diuretika und für die Azetylsalizylsäure (Aspirin). Eine vollständige Liste ist in „Tinnitussimo" Nr. 1 erschienen. Hier einige Auszüge:

- jegliche Aspirindosis über 400 mg pro Tag,
- Barbiturate in hohen Dosen,
- Chinin,
- Chinidin,
- Chloramphenicol,
- Duperan,
- Indocid,
- Nivaquin (mehr als eine Tablette pro Tag),
- Salizylsäuresalz,
- Skopolamin,
- Streptomycin,
- Strychnin,

- Thiamphenicol,
- Vankomyzin,
- Viomyzin, usw.

2 - Ernährungstherapie

Eines der Prinzipien des Hippokrates ist: „Eure Nahrung sei Eure Arznei". Im Rahmen der zahlreichen Behandlungsmethoden eines Tinnitus, der nicht durch die Zähne verursacht wurde, hat man verschiedene Nährstoffe getestet. Weiter oben haben wir die Wirkung der Vitamine A und B3 untersucht. Nun soll es um die Vitamine B1, C und das Magnesium gehen.

a - Vitamin B1

1. Es ist enthalten in:
- Hefe: 3 bis 24 mg/100 g,
- Weizenkeim: 2 mg/100 g,
- Schweinefleisch: 1 mg/100 g,
- grünen Stangenbohnen: 0,54 mg/100 g,
- Vollweizen: 0,58 mg/100 g,
- Hirse: 0,7 mg/100 g,
- Reis: 0,37 mg/100 g.

2. Der Bedarf variiert:
- 1 bis 5 mg, wenn Sie bei guter Gesundheit sind und regelmäßig Leber, Walnüsse und Vollkornerzeugnisse essen;
- 10 mg, wenn Sie abgespannt und gereizt sind, zuviel Kaffee trinken und sich nicht ausgewogen ernähren.
- 25 mg, wenn Sie nur wenig Appetit haben, „mit den Nerven am Ende sind", bei Energiemangel und Gedächtnisschwäche,

kurz, wenn Sie unter Depressionen oder einer Vorform davon leiden.

Vitamin B1 oder Thiamin (oder Aneurin) ist wasserlöslich und setzt Energie frei. Außerdem leitet es die Sinnesimpulse weiter, und aufgrund dieser Eigenschaft wird es auch bei der Behandlung von Ohrgeräuschen eingesetzt.
Ein Vitamin-B1-Mangel führt zu Störungen in verschiedenen Bereichen.
Da das Vitamin B1 beim Kohlehydrat- und Lipid-Stoffwechsel (Assimilation des schnell und langsam verwerteten Zuckers sowie der Fette) eine Rolle spielt, äußert sich ein Mangel durch Störungen des Nervensystems, des Herzens und des Verdauungskanals:
- Im Bereich des Nervensystems: Das Fehlen von Thiamin hat Schädigungen im Bereich der Neuronen und der Nervenfaser-Markscheiden zur Folge, was zu folgenden Phänomenen führt: Zerstörung von Zellen, Reizung und Degeneration der peripheren Nerven, an denen Polyneuritis entsteht, die heftige Schmerzen am gesamten Verlauf der Nervenstämme verursacht.
- Im Herzbereich: verminderte Stärke des Herzmuskels, d.h. Herzinsuffizienz (funktionelle Leistungsschwäche des Herzens).
- Parallel dazu stellt man eine Herzerweiterung und eine Verlangsamung des Herzrhythmus fest.
- Im Verdauungsbereich verursacht ein Thiaminmangel eine Erschlaffung der Darmmuskulatur, angegriffene Darmschleimhaut, verminderte Verdauungssaft-Sekretion.

Das Syndrom Polyneuritis, Herzerweiterung, Verdauungsstörungen und Lähmung wird „Beriberi" genannt.

b - Vitamin B15 oder Natriumpangamat

Enthalten ist es:

im Aprikosenkern,   in Bierhefe,

in der Schale des Reiskorns,   im Rinderblut.

in der Pferdeleber,

Es gibt keine präzisen Ermittlungen über den täglichen Bedarf. Vitamin B15 soll gegen Müdigkeitserscheinungen helfen, da es den Milchsäurespiegel im Muskel senkt und die Dauer und die Intensität der Muskelanstrengung günstig beeinflußt. Es wurde erfolgreich angewendet bei der Behandlung von bestimmten Ohrgeräuschen, insbesondere, wenn diese bei Müdigkeit zunehmen.

c - Vitamin C

Der tägliche Bedarf an Vitamin C liegt zwischen 20 und 200 mg. Dieser wahre „Kraftstoff" des Zellstoffwechsels ist wasserlöslich. Manche Tiere synthetisieren dieses Vitamin aus Glukose. Der Mensch ist dazu leider nicht in der Lage.

Kousmine behauptete, daß es ein „allgegenwärtiger Katalysator" sei, eine physiologische „Allroundsubstanz". Die wichtigste Rolle der Askorbinsäure im Organismus besteht darin, die Interzellularsubstanzen im Normalzustand zu erhalten.

1. Enthalten ist es in den meisten Obst- und Gemüsesorten:

Rosenkohl: 95 mg/100 g,

Blumenkohl: 82 mg/100 g,

Butter: 70 mg/100 g,

Kohl: 65 mg/100 g,

Zitronensaft: 53 mg/100 g,

Orangensaft: 45 mg/100 g.

Kiwis und Petersilie enthalten besonders viel Vitamin C.

2. Vitamin-C-Mangel:
Die bereits angesprochenen Interzellularsubstanzen sind:
die Bindegewebefasern, die die Zellen verbinden,
der Zellzement,
die Knochenmatrix,
das Zahnbein,
sowie weitere Substanzen, die von den Zellen in den interzellulären Zwischenräumen abgesondert werden.

Die Ascorbinsäure ist wichtig für:
• den Muskeltonus (Muskelspannung),
• die Oxydations-Reduktions-Phänomene.
Ein Vitamin-C-Mangel betrifft demnach den gesamten Organismus. Beobachtet werden:
• Gefäßschwäche,
• Wachstumsunterbrechung,
• fehlende Wundheilung,
• Zahnfleischbluten,
• Skorbut.

Heute trifft man auch C-Hypervitaminosen an (Schädigungen durch überhöhte. Vitamin-C-Einnahme), die durch die Modeerscheinung der Vitamintherapie bedingt sind, die auf die Arbeiten von Linus Pauling zurückgeht. Die westliche Welt konsumiert heute große Mengen an Vitaminen, die meistens synthetischen Ursprungs sind. Dadurch sind zahlreiche Störungen aufgetreten. Was das Vitamin C betrifft, lassen sich bei überhöhter Einnahme von synthetischen Vitaminen folgende Störungen beobachten: psychische Störungen mit Asthenie (Kraftlosigkeit) und Depressionen, Nebennierenstörungen mit einem oft sehr unterschiedlichen klinischen Bild.

d - *Magnesium*

Die heilbringende Wirkung des Magnesiums ist ausführlich durch die zahlreichen Werke von Professor DELBET bewiesen worden, der auf die vielfältigen Gefahren des Magnesium-Mangels hingewiesen hat. Wir müssen mit der Nahrung zusätzliche Magnesiumsalze zu uns nehmen, denn die heutigen landwirtschaftlichen Erzeugnisse wachsen zu schnell, und die Böden sind zu ausgelaugt, um unseren Tagesbedarf an Magnesium noch zu decken. Die regelmäßige Einnahme von Magnesium ist folglich notwendig und heilbringend in jeder Hinsicht. Wir empfehlen durchschnittlich eine Trinkampulle „lebendigen Magnesiums" täglich einzunehmen („Aquamag", Labor Aqualab). Die regelmäßige Magnesiumeinnahme erhöht die Widerstandskräfte gegen Abgespanntheit, begünstigt die Zuckerverbrennung, erhöht die Abwehrkräfte der Leukozyten und generell des Immunsystems. Die Verdauung bessert sich, die Darmkrämpfe (Wechsel von Verstopfung und Durchfall) verschwinden, die Gallensekretion der Leber verbessert sich.

Erkältungen werden seltener und weniger belastend, auch die Stimmung verbessert sich. Die Krampfanfälligkeit geht zurück, auch Infektionen werden seltener, und wenn sie auftreten, sind sie weniger ermüdend.

Der Organismus generell schöpft neue Kräfte; Störungen, die durch das Altern entstehen, nehmen durch eine Harmonisierung des Magnesiumspiegels im Blut ab, die älteren Menschen leben glücklicher, aktiver und länger.

Professor DELBET hat ausführlich die Wirkung des Magnesiums bei Krebserkrankungen bewiesen. Was immer auch die wahren Ursachen sind - und sie sind sicherlich sehr vielfältig -, zeichnet sich eine Krebserkrankung durch eine Zellanarchie aus, die kurz über lang den gesamten Organismus befällt.

Welche Behandlung auch immer ins Auge gefaßt wird, „es gibt keine wirksame Anti-Krebs-Behandlung ohne ausreichende Magnesium-Zufuhr. Sobald es an Magnesium mangelt, ist das Gewebe hilflos dem Tumor ausgeliefert", wie Professor LAUTIE ganz richtig sagt. Er fährt fort: „Diese Aussage darf nicht zu der Annahme führen, daß ein Magnesium-Mangel die einzige Ursache für eine Krebserkrankung oder für die entstehende Zellanarchie ist."

Der Tinnitus wird durch eine Magnesium-Kur oft günstig beeinflußt.

3 - Homöopathie

„Similia similibus curantur" schrieb schon der große Hippokrates, der erste Mediziner gegen Ende des Perikles-Jahrhunderts. Er hatte zwar bereits die therapeutische Dualität zwischen Homöopathie und Allopathie gesehen, der wahre Begründer der Homöopathie ist jedoch der deutsche Arzt HAHNEMANN (1755 - 1843). Im Vorwort der 1810 erschienenen ersten Ausgabe schreibt er: „So wollen wir von nun an sagen, daß Gleichgültigkeit, Nachlässigkeit und Unbelehrbarkeit ausgeschlossen sind am Altar der Wahrheit, und daß einzig unaufhörliche Unparteilichkeit und Aufopferung dazu berechtigen, die verehrungswürdigste aller menschlichen Tätigkeiten zu verrichten, die wahre Heilkunst."

In der Homöopathie zählt **nicht die Krankheit, sondern der Kranke** und die Art, wie er auf die Aggression reagiert, die für die pathologischen Veränderungen verantwortlich ist. Der Therapeut muß seine Anordnungen je nach den aktuellen pathologischen Äußerungen und nach der Art, wie der Kranke reagiert, treffen. Es ist eine Medizin des Individuums - jedenfalls bei den unizistischen Homöopathen -, die sich auf die Suche nach dem einzigen Heilmittel begibt, das der Gesamtheit der Symptome des Patienten entspricht, einschließlich der

Art und Weise, wie er auf die Aggression reagiert. Dieses einzigartige Heilmittel heißt „similimum". Die schwierige Suche nach dem similimum geht manchmal so aus, daß ein simile verordnet wird, d. h. das Heilmittel, das dem similimum so nah wie möglich kommt, aber nicht so wirksam wie dieses ist. Andere Homöopathen gehen nach dem Prinzip der Ähnlichkeit vor: Heilmittel sind diejenigen Substanzen, die die Erkrankung selbst auslösen könnten, ein Bienenstich wird z. B. mit Apis Mellifica behandelt, einem Präparat, das Bienengift in unendlich geringer Dosis enthält. Das Mittel wird immer in extrem schwacher Dosierung verwendet: Arnica Montana D8 (D von lat. decem = 10, für Verdünnung im Verhältnis 1 : 10) bedeutet z. B., daß das Mittel hundertmillionenfach verdünnt worden ist.

Jede Verdünnung wird sehr lange verschüttelt, damit jedes Wassermolekül das „Erbe" oder die Prägung der Originalsubstanz bewahrt. Homöopathische Mittel werden folgendermaßen hergestellt: Ein Tropfen Urtinktur, z. B. Belladonna, Lycopodium oder Thuja, wird in 9 Tropfen Wasser verdünnt. Nach der Dynamisierung (Verschüttelung bzw. Verreibung) erhält man z. B. Belladonna D1. Wenn man weiter verdünnt, d. h. einen Tropfen dieses D1-Mittels in 9 Tropfen Wasser gibt und dynamisiert, erhält man Belladonna D2... und so weiter bis zum D10-Mittel, das auf Milchzucker-Kügelchen gegeben wird, und z. B. Belladonna D10 ergibt.

Ursprung der homöopathischen Mittel

Sie werden aus den Molekülen tierischer, pflanzlicher oder mineralischer Substanzen hergestellt:

– Arzneimittel pflanzlichen Ursprungs haben generell eine rasche, aber nicht lange andauernde Wirkung. Es gibt jedoch auch Mittel pflanzlichen Ursprungs, die mit Basismitteln gleichgestellt werden können, da sie eine tiefreichende und lange andauernde Wirksamkeit besitzen: z. B. Thuja und Lycopodium.

- Tierische Mittel haben generell eine langanhaltende und sehr tiefreichende Wirkung. Manche - z. B. Apis - können jedoch eine äußerst schnelle Wirkung auf eine Entzündung oder eine Hyperthermie (Körpertemperaturerhöhung) haben, die in wenigen Stunden wieder auf Normalniveau zurückgehen kann.
- Mineralische Mittel sind die Grundlage der Basismittel, sie haben eine dauerhaftere und tieferreichende Wirkung als die meisten homöopathischen Mittel anderen Ursprungs. Dennoch wirken einige manchmal sehr schnell, wie zum Beispiel Calcium carbonicum oder Hepar sulfuris.

In jedem Falle wirkt die Behandlung schneller, wenn sie rasch unternommen wird, als bei einer bereits länger bestehenden Infektion, deren Heilung mehr Zeit in Anspruch nimmt.

Homöopathie bei Tinnitus

Nachdem die Homöopathie lange von der allopathischen Medizin herabgewürdigt worden ist, und nach dem Mißbrauch der verschiedenen Chemotherapien und der daraus resultierenden Katastrophen (siehe Kapitel über Arzneimittel), stehen ihre Chancen heute gut, wie übrigens für alle natürlichen Ausrichtungen der Medizin.

Viele Tinnitus-Betroffene suchen daher die Homöopathen auf. Diese wenden die traditionellen homöopathischen Arzneimittel an, wobei jedoch einige Mittel bevorzugt verschrieben werden:
- Sedatif PC (homöopathisches Beruhigungsmittel),
- Baryum carbonicum,
- Carboneum sulfur,
- China,
- Coffea cruda,
- Dulcamara, Iris versicolor, Rhododendron, Silicea, Viscum)um.

4 - Osteopathie - Was ist Osteopathie?

Die Osteopathie wurde in der Mitte des letzten Jahrhunderts von A. TAYLOR STILL ins Leben gerufen. Gegen Ende des Jahrhunderts stellte er zwei Gesetze auf, die nun tatsächlich diese Disziplin begründeten:

– Es existiert eine Integrität der Struktur: Alle Gewebe sind miteinander verbunden, welcher Art sie auch immer seien.

– Es existiert eine natürliche Immunität: Der Organismus besitzt ein System zur Verteidigung und zur Aufrechterhaltung seiner Homöostase: die Anpassung an jegliche Umweltveränderung.

Diese beiden Thesen sind in dem berühmten Satz resümiert: „Die Struktur steuert die Funktion." Man könnte die Osteopathie definieren „als eine manuelle Therapie, die danach trachtet, das Gleichgewicht und die Bewegung im Inneren des Organismus wiederherzustellen und die Ursache der Dysfunktionen zu behandeln. Sie setzt eine gründliche Kenntnis der Anatomie, der Physiologie und der Interaktionen zwischen den verschiedenen Organen und Bereichen des Organismus voraus". In der Tat lassen sich drei Arten von Osteopathie unterscheiden:

die strukturelle Osteopathie, die Verletzungen an Knochen, Muskeln und Gelenken behandelt,

die Osteopathie der inneren Organe, die organische Funktionen wiederherstellt,

und schließlich die Schädel-Osteopathie, die sich der Knochenstruktur des Kopfes widmet. Sie wurde von W. SUTHERLAND eingeführt, der zwei revolutionäre Eigenschaften entdeckte:

– eine in den Schädelnähten vorhandene Bewegung,

– einen langsamen, rhythmischen Impuls im Schädelinneren.

Dieser Impuls, der gänzlich getrennt ist vom Herz- und Lungenrhythmus, äußert sich durch ein Ausdehnen und Zusammenziehen der gesamten Schädelknochen, in einem Rhythmus von 6 bis 12 Perioden pro Minute.

b - *Anwendungsbereiche der verschiedenen Osteopathie-Kategorien:*

• Wirbelsäulenschmerzen von der Halswirbelregion bis zur Kreuzbeingegend,
• Gelenkschmerzen in allen Gliedmaßen,
• Migräne,
• Verdauungsstörungen,
• Schwindel,
• Bluthochdruck,
• gynäkologische Beschwerden.

Speziell beim Tinnitus ist die Osteopathie durchaus angeraten, da sie davon ausgeht, daß jede Strukturschädigung eine oder mehrere physiologische Funktionen stört. Das reibungslose Funktionieren des Gehörs wird durch die Beeinträchtigung eines seiner Bestandteile gestört. Ein Druck auf die Wirbelarterie zum Beispiel, der durch den ersten Halswirbel verursacht wird, kann sehr wohl die Durchblutung des Innenohrs stören. Eine jahrzehntelange Erfahrung hat uns die Wirksamkeit der Osteopathie bei Tinnitus-Erkrankungen bewiesen. In „Tinnitussimo" vom April 1995 erschien die Übersetzung eines Artikels, der in der Zeitschrift der Deutschen Tinnitus-Liga 1994 veröffentlicht worden war. Nach Meinung von Dr. BIESINGER, Hals-Nasen-Ohren-Arzt und Allopath, können physiologische Störungen der Halswirbel zu Tinnitus führen. Die Ursache ist entweder angeboren oder - wie in der Mehrzahl der Fälle - funktionell und sowohl über die Wirbelgelenke als auch über die Peripherie-Muskeln erworben. Übermäßige oder unzureichende Mobilität der Zwischenwirbelgelenke stimuliert die Schmerz- und Spannungsrezeptoren, was zur Störung der Regulationszentren führt und sich durch Hörverlust, Otalgien (Schmerzen in den Ohren), Ohrgeräusche, Schwindel und Neuralgien äußert. Bei allen Tinnitus-Fällen muß demnach eine gründliche klinische und radiologische Untersuchung der Halswirbel vorgenommen werden. Folgende Kriterien sprechen dafür, daß der Tinnitus durch die Halswirbel verursacht wird:

- die Ohrgeräusche verändern sich bei einer Kopfbewegung,
- einseitige Ohrgeräusche,
- Ohrgeräusche bei Kindern und jungen Patienten, die ein normales Hörvermögen haben.

Laut dem Artikel der Deutschen Tinnitus-Liga ist hier eine erfolgreiche Behandlung in 12 % der Fälle zu erwarten.

5 - Ginkgo

Der Biloba oder Ginkgo ist ein großer Baum aus dem Fernen Osten, dessen Blätter ein Extrakt liefern, das aufgrund der enthaltenen Flavonoide zur zerebralen und peripheren Gefäßerweiterung eingesetzt wird. Aufgrund seiner Heilwirkungen, die für ältere Menschen unschätzbar sind, wird der Ginkgo auch „Baum des Lebens" genannt. Die Pharmakopoe (Arzneibuch) enthält zwei Medikamente, die auf seinen therapeutischen Prinzipien beruhen: Gingkogink und Tanakan. Sie haben beide die gleiche Wirkung: bessere Durchblutung des gesamten Gewebes durch erhöhte Arterien-, Venen- und Kapillardurchblutung. Angezeigt sind sie bei:

- Geistesschwäche beim älteren Patienten (Gedächtnis- und Aufmerksamkeitsstörungen ...),
- Raynaud-Krankheit (anfallsweise auftretende Durchblutungsstörungen in den Extremitäten: Hände und Füße),
- verödende chronische Arterienleiden der unteren Gliedmaßen,

die zu intermittierendem (mit Unterbrechungen auftretendem) Hinken führen,
- Netzhautschwäche durch schlechte Durchblutung des Auges,
- Schwindelsyndrome und/oder Ohrgeräusche,
- Verminderung der Hörschärfe durch mangelnde Durchblutung.

6 - Sophrologie

a - Die Herkunft des Wortes

Es gibt vier mögliche Etymologien:
- „sophronizo": ich bringe zur Besonnenheit, ich mache klug, („logos" bedeutet „Lehre" oder „Wissenschaft")
- „sophron" : „besonnen, klug, weise" oder „enthaltsam, sittsam" (zwei Bedeutungen).
- „Sophrozine", dieses Wort taucht bei PLATO in „Frühdialoge, Charmides" auf. Nach ihm ist der „sophrozine" Zustand ein Zustand der Ruhe, höchster Geisteskonzentration, der durch angenehme Worte hervorgerufen wird.
- Die geläufigste Etymologie ist die folgende: „sos" bedeutet heil, gesund, sicher, gelassen, ruhig, unversehrt, „phren" ist die Membran, die ein Organ umhüllt, das Herz, die Leber, ein anderes inneres Organ, oder es ist, in der poetischen Bedeutung, die Hülle, die das auserwählte Umhüllte umschließt, wobei das Herz und das Gehirn als Sitz der Gefühle, der Intelligenz und des Willens betrachtet werden. Nach dieser Etymologie werden das Gehirn und das Herz durch die Sophrologie unfehlbar.

Sophrologie bedeutet demnach die Lehre von den Mitteln, die Ruhe des Gehirns zu erlangen. Die moderne Definition von CAYCEDO lautet wie folgt:

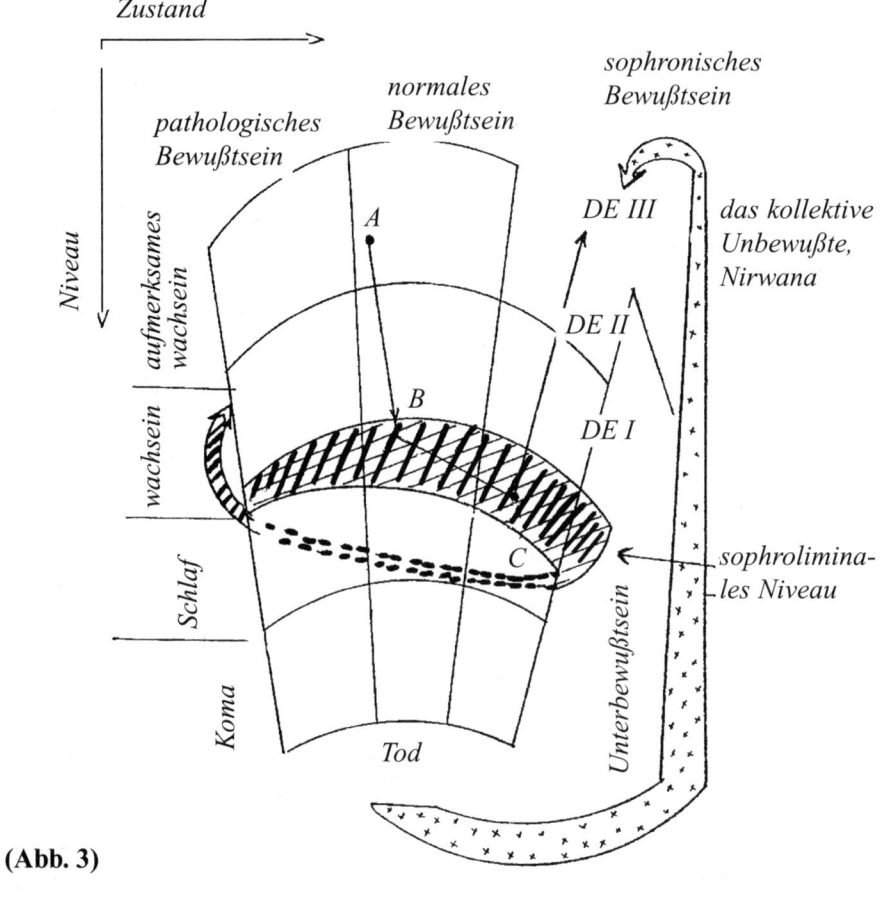

(Abb. 3)

ABC: Basis-Sophronisierung
Aktivierung
DE I: Dynamische Entspannung I
DE II: Dynamische Entspannung II
DE III: Dynamische Entspannung III
nach: „Traité de Sophrologie", J.P. HUBERT

„Die Sophrologie ist die Lehre von den Veränderungen des Bewußtseinszustandes des Menschen, die durch psychologische, physische oder chemische Mittel erreicht werden, sowie die Lehre von ihren Anwendungsmöglichkeiten in der medizinischen Therapie." Um die Bewußtseinszustände wissenschaftlich zu untersuchen, bezieht man sich stets auf den Wachzustand, der den Alpha-Wellen beim Elektro-Enzephalogramm entspricht. Dies ist das „sophroliminale Niveau", das üblicherweise durch die psychosomatische Entspannung von SCHULTZ erreicht wird.

Der sich daraus ableitende Therapieakt ist im höchsten Grade humanistisch und verhilft dem Menschen außerdem zu einem vollständig neuen Gleichgewicht. Die Sophrologie zielt darauf ab, die Undiszipliniertheit des zeitgenössischen Menschen gegenüber den großen Naturgesetzen auszuschalten, und ihn mit seinem Körper und seiner Umgebung in Harmonie zu bringen. Sie verhilft ihm dazu, auf psychische Drogen (Nahrungsmittelmißbrauch, Gewalt, Macht- und Autoritätsgelüste) und chemische Drogen (Kaffee, Tabak, Alkohol, Medikamente, illegale Drogen) verzichten zu können. Die Vorgehensweise der Sophrologie ist in drei Phasen unterteilt, die man „sophrologische Trainingsmethoden" nennen könnte:

- das individuelle sophrologische Training zu einem vorwiegend therapeutischen Zweck, das der Sophrologe an jeden Fall anpaßt;
- das sophrologische Training in einer Gruppe, das sowohl therapeutischen (prophylaktischen oder heilenden) als auch vorbeugenden Zweck hat,
- das kollektive sophrologische Training, das sich zwecks Vorbeugung an die Gesamtheit unserer Mitbürger wendet, insbesondere an die Gesunden.

Die Sophrologie stützt sich auf die Entspannung, die ein Mittel und eine Technik ist, das Soma (den Körper) und die Psyche (den Geist) ruhigzustellen. So können wirksam verschiedene physische und auch psychische Ungleichgewichte vermieden oder behandelt werden. Wie jede Technik birgt auch die Sophrologie Gefahren und muß daher von erfahrenen Therapeuten geleitet werden. Es gibt mehrere Arten von Entspannungstechniken wie zum Beispiel die Methoden von SCHULTZ, Helmut JACOBSON, VITTOZ, Gerda ALEXANDER und anderen.

b - Die Methode von SCHULTZ

Hierbei handelt es sich um das „autogene Training" oder auch die „Entspannungsmethode durch konzentrative Selbstentspannung", wie es sein Autor bezeichnete. Diese Methode ist aus Forschungsarbeiten über den Schlaf und die Hypnose hervorgegangen, wobei die Beziehung zwischen Hypnose und Sophrologie ein umfassendes Thema darstellt, auf das wir hier nicht näher eingehen wollen. Gerade weil Schultz - Arzt, Psychiater und Neurologe - eine Methode suchte, die auf die Abhängigkeitsbeziehung zwischen dem Hypnotiseur und dem Hypnotisierten verzichtete, machte er die Entdeckung, daß manche Menschen sich aus freien Stücken in Hypnose versetzen konnten. Die verschiedenen Phasen des autogenen Trainings (siehe Abb. 4) haben zum Ziel, die „sophronische Trance" zu vertiefen, um zum sophroliminalen Niveau zu gelangen, auf dem die Entspannungsphase beendet ist und die Sophrologie beginnt. Wird es alleine durchgeführt, kann man davon ausgehen, daß das autogene Training von SCHULTZ eine Technik für das individuelle Selbsthypnosetraining darstellt, das sowohl dem Therapeuten als auch dem Patienten guttut.

c - Die Methode von JACOBSON

Der Autor weist die psychoanalytischen Theorien zurück und behauptet, auf physiologischem Niveau zu bleiben. Er will die Suggestion (und so auch die Hypnose) völlig ausschalten. Für Edmund JACOBSON muß die Arzt-Patient-Beziehung von jeder Abhängigkeit, von jeglichem Transfer-Phänomen und folglich auch von jeglichem Kontratransfer frei sein. Was in der Sophrologie „sophronische Bindung" genannt wird, darf nicht existieren. JACOBSONS Theorie beruht auf der Tatsache, daß eine Gemütsbewegung eine Muskelanspannung hervorruft. Das Elektroneuromyogramm zeigt, daß allein der Gedanke, das Wort ergreifen zu müssen, eine Muskelanspannung sowohl im Kehlkopf als auch in den Gesichtsmuskeln hervorruft. JACOBSON ist der Meinung, daß diese Folge von Spannungen schließlich psychosomatische Störungen bei denjenigen Patienten hervorruft, die bereits physisch und psychisch angespannt sind. Man hat behauptet, daß durch diese Methode Muskelspannungen aufgedeckt werden können, die auf emotionale Spannungen zurückgehen. Durch Entspannung erhält der Patient eine bessere Kontrolle seiner Muskelkontraktionen und folglich auch seiner selbst.

AUTOGENES TRAINING NACH SCHULTZ

• Muskelentspannung (Gefühl der Schwere):
In Worte gefaßt: „Mein Körper ist schwer."

Vertiefung der Entspannung

• Gefäßentspannung (Gefühl der Wärme):
„Mein Körper ist warm."

• Herzregulierung:
„Mein Herz schlägt ruhig, vergnügt."

• Atemregulierung:
„Meine Atmung ist voll und regelmäßig."

• Regulierung der inneren Organe:
„Von meinem Sonnengeflecht aus wird mir warm, und ich entspanne alle meine inneren Organe."

• Kopfregulierung:
„Meine Stirn ist kühl." (einige Sekunden lang)

d - Die Methode VITTOZ

Der Schweizer Arzt Dr. VITTOZ (1886 - 1925) ist der eigentliche Begründer der psychosomatischen Medizin. Seine auf der Kontrolle des Geistes basierende Methode wendet sich vor allem an das Bewußtsein und ermöglicht dem deprimierten Patienten, sich in seiner Gesamtheit wiederaufzubauen. Sie beruht auf Toleranz, Optimismus, dem Akzeptieren der Umgebung und vor allem seiner selbst!

Alle diese Entspannungstechniken führen den Patienten ganz allmählich zum sophroliminalen Niveau, das CAYCEDO, der Begründer der Sophrologie, als „eine Gesamtheit von diffusen Zonen, die die Schlafniveaus von den Hirntätigkeitsniveaus trennt" bezeichnet. Jean-Pierre HUBERT und Raymond ABREZOL sagen in diesem Zusammenhang: „Diese Niveaus stellen eine äußerst empfindliche Oberfläche dar, die in der Sophronisierung benutzt wird und auf die sich die Strukturierungstechniken stützen. Die Kontrolle dieser Niveaus wird durch spezielle Sophronisierungsverfahren erreicht, die das normale Bewußtsein zum sophronischen Bewußtsein hinführen."

Die Sophrologie-Sitzung ist dreigeteilt und verläuft nach folgendem Schema:

1 - Eine Phase der Muskelentspannung bis hin zur mentalen Entspannung.

2 - Zugang zum sophroliminalen Niveau, wo Therapie und Pädagogie wirklich ansetzen können.

3 - Die Desophronisierung nach einer Vorbereitung und am Ende der Sophronisierung.

Die Gesamtheit der sophronischen Techniken kann in „überdeckende" und „enthüllende" Techniken eingeteilt werden.

a - Die „überdeckenden" Techniken

Sie werden am häufigsten angewandt. Hierzu gehören:

- die progressive Sophroakzeptierung, mit zahlreichen Möglichkeiten der Akzeptation und der Anpassung, günstig für Situationen vor und nach Operationen. Sie betrifft ebenso die psychologische Vorbereitung (Vorstellungsgespräch, Prüfungen, ...) wie auch das Training im Hinblick auf eine körperliche Anstrengung (Geburt, sportlicher Wettkampf, ...)
- die projizierende Sophrostimulierung, bei der der Teilnehmer sich einige Monate später in einer harmonischen Situation sowohl in psychischer als auch in physischer Hinsicht „sieht"
- die Empfindungs-Sophrosubstitution, bei der der Teilnehmer die Möglichkeit hat, eine Empfindung gegen eine andere auszutauschen, z. B. ein Hungergefühl gegen ein Kälte- oder Wärmeempfinden, ein Schmerzempfinden gegen ein Kältegefühl etc. Jean-Pierre HUBERT und Raymond ABREZOL äußern sich wie folgt dazu: „Der Arzt beschränkt sich darauf, den Patienten nach und nach dazu aufzufordern, die negative Situation, die er bekämpfen will, allmählich gegen eine positive Situation auszutauschen, die vom Sophrologen verstärkt wird. Der Patient, der sich in einer Situation befindet, die von Komfort, Vertrauen und völliger Entspannung geprägt ist, lernt, sich Szenen vorzustellen, die zunächst wenig angsteinflößend sind, aber immer unerträglicher werden. Er hat zu jedem Zeitpunkt die Möglichkeit, einer Angstsituation zu entwischen und in ein Hier und Jetzt zurückzukehren, in dem er vollkommen in Sicherheit ist."

b - Die „enthüllenden" Techniken

Wenn das Unterbewußtsein zu „geschwätzig" ist und den „überdeckenden" Techniken keine zufriedenstellende therapeutische Wirkung gestattet, kann der Sophrotherapeut sich mit seinem Patienten in die analytische Zone begeben, die wesentlich schwerer zugänglich ist als die vorhergehende. Die hier angewandten Techniken sind die Sophro-Anamnese, die Sophro-Onorie und die Sophro-Analyse.

Die Sophrologie ist in zahlreichen Situationen angezeigt: bei allen psychosomatischen Störungen wie Asthma, Migräne, Allergien, Dermatosen, Magen-Darm-Geschwüre, Herz-Gefäß-Störungen, Fettsucht, Hyperorexie (Heißhunger), Magersucht, Diabetes, Darmspasmen (Wechsel von Verstopfung und Durchfall). Sie ist eine wertvolle Hilfe für alle Psychotherapien bei Neurosen und Phobien, Konzentrationsmangel, Gedächtnisschwund, Schlaflosigkeit, Muskelzuckungen. Angebracht ist sie ebenfalls bei der Behandlung von Arznei-, Drogen- und Tabak-Abhängigkeit, förderlich ist sie bei der Vorbereitung auf Prüfungen, chirurgische Eingriffe, Geburt, sportliche Wettkämpfe etc.

Den Tinnitus-Betroffenen kann die Sophrologie auf verschiedene Weise helfen:

Sie hilft bei der Verarbeitung der psychischen und physischen Spuren emotionaler Schocksituationen, die oft am Auftreten des Tinnitus mitschuldig sind. Außerdem kann die Sophrologie den Streß mindern, der durch ein ungelöstes persönliches Ereignis entsteht, bei dem die „Trauerarbeit" oft unvollständig oder gar nicht geleistet wurde. Auch die Auswirkungen des Stresses, der durch die Ohrgeräusche selbst entsteht, können so gemindert werden.

Besondere Erwähnung finden muß die Behandlung der Schlaflosigkeit. Zahlreiche Tinnitus-Betroffene klagen in der Tat über Schlafstörungen beim Einschlafen bzw. über nächtliches Wachwerden und die Unfähigkeit wieder einzuschlafen. Da die Sophrologie in der Lage ist, das Streßniveau herabzusetzen, kann sie bei vielen Tinnitus-Betroffenen auch das Niveau ihrer Ohrgeräusche herabsetzen und sie von ihren verschiedenen Schlafstörungen befreien. Sie kommt den Tinnitus-Betroffenen wie auch denjenigen Patienten zugute, die nicht daran leiden. Da wir seit über 25 Jahren die Sophrologie praktizieren, können wir bestätigen, daß sie in sehr vielen Fällen sehr wirksam ist und zu keiner Gewöhnung oder Abhängigkeit führt, weder hinsichtlich des Sophrologen noch der Medikamente, da ja überhaupt keine genommen werden!

Wie wir in dem Kapitel über Mißokklusion (Bißanomalien) sehen werden, ermöglicht die Sophrologie eine Muskelentspannung und damit eine bessere Durchblutung im gesamten Kopf-, Kehl- und Rückenbereich, so daß bei den meisten Tinnitus-Betroffenen, die an einem gestörten Zusammenbiß der Zahnreihen leiden, eine Besserung erzielt werden kann.

7 - Gesunde Lebensweise

PASTEURS letzte Worte auf dem Totenbett waren: „Claude (Bernard) hatte recht: Die Krankheitskeime alleine vermögen nichts, allein der Nährboden zählt." Wir Naturheiltherapeuten stimmen mit ihm überein und sind überzeugt (die Beweise für die Richtigkeit unserer Ansichten sind unzählbar), daß bei Beachtung der fundamentalen Prinzipien einer gesunden Lebensweise alle Krankheiten, welcher Art sie auch immer seien, geheilt werden können. Der Tinnitus macht dabei keine Ausnahme. Rufen wir uns die generellen Gesundheitsfaktoren noch einmal ins Gedächtnis zurück:

– Ernährung,
– körperliche Anstrengung,
– Atmung,
– Streßverarbeitung,
– Aufenthalt in der frischen Luft,

- Schlafregulierung,
- Knochen-Gebißschluß-Gleichgewicht.

a - Die Ernährung

„Sag mir, was du ißt, und ich sage dir, was aus dir wird," schrieb Robert COURTINE. Er fügte hinzu: „Der Mensch des 20. Jahrhunderts ist aufgrund seiner verkümmerten Sinne nicht mehr in der Lage, ein Gift von einem Nahrungsmittel zu unterscheiden."

Der Verbraucher weiß bei all den angepriesenen Ernährungsweisen tatsächlich nicht mehr, wo ihm der Kopf steht. Die Medien verbreiten in großem Umfang eindrucksvolle Ratschläge zur Ernährung, die von schlecht informierten und schlecht ausgebildeten Individuen stammen. Wenn man die Speisepläne mancher Krankenhäuser oder Kantinen sieht, stehen einem oft die Haare zu Berge, und das, obwohl sie von „Diätetikern" erstellt werden!

An dieser Stelle ist die Aussage von M. H. GEOFROY angebracht: „Ganz nach den jeweiligen Modeerscheinungen, den Snobismen, der Werbung, die auf den Menschen einwirkt, ganz nach den Ratschlägen von Verkündern neuer Methoden, die doch immer nur findige Händler sind, ernährt er sich mal so, mal anders, ohne jedoch zu wissen, ob das Nahrungsmittel, das man ihm präsentiert, einem Bedürfnis seines Organismus entspricht und eine „Nahrung" im wahren Sinne des Wortes darstellt."

Die Bedeutung der Ernährung ist so groß, daß die Regulierung der Ernährung für manche Naturheilkundler die einzige therapeutische Waffe ist. Für uns stellt sie nur einen der natürlichen Gesundheitsfaktoren dar. Wenn wir zwar offensichtlich aus den Elementen bestehen, die wir durch die Ernährung zu uns nehmen, braucht unser Organismus jedoch ebenso Sonne, Luft, Wasser und affektive Nahrung.

Wir empfehlen, zunächst die folgenden Lebensmittel zu reduzieren bzw. in bestimmten Fällen ganz wegzulassen:

Kaffee	Konserven
Milchkaffee	industrielle Süßwaren
Tee	Wurst
Wein	Bonbons
Bier	Kaugummi
Aperitifs	Margarine
Hochprozentige alkoholische	
Getränke	Honigbrot
Cidre (Apfelwein)	Müsli
Colahaltige Getränke	aufgewärmte Speisen
Marmelade	Honig
Sirup	Palmöl
Soda	stark mineralhaltiges Wasser
enthärtetes Wasser	Limonade

Wir empfehlen eine Ernährung, die hauptsächlich auf rohen Lebensmitteln basiert, mit Obst und Gemüse möglichst aus biologischem Anbau. Gekochte Speisen sollten nur zu besonderen Anlässen genossen werden. Was das Obst betrifft, sollte man vorsichtig sein und nur süße und reife Früchte essen.

Das Garen der Lebensmittel hat zahlreiche Nachteile. Es hat dem Menschen zunächst einmal ermöglicht, Lebensmittel zu sich zu nehmen, für die er im rohen Zustand von seiner Natur her einen instinktiven Widerwillen empfand. So wurden das Garen und die Zugabe von Gewürzen notwendig, um ohne Widerwillen und Brechreiz Tiere im Kadaverzustand zu verspeisen, die die Mehrheit von uns roh nicht essen könnten. Das tierische Eiweiß (Fleisch, Fisch, Ei, Milcherzeugnisse) besteht aus einer Kombination von etwa 30 Aminosäuren und das Garen vertausendfacht die Assoziationsketten!

Das Abwehrsystem, das kranke und gesunde Zellen „sortieren" muß, ist nicht darauf programmiert, solche langen Kombinationen

4

im Organismus zuzulassen. Es paßt sich aber an und läßt Bestandteile passieren, die im genetischen Programm nicht vorgesehen sind. Wir wissen, daß unser Körper ständig Krebszellen produziert, die normalerweise von einem entsprechenden Abwehrsystem erkannt und zerstört werden: nämlich vom Immunsystem. Das Immunsystem wird jedoch oft durch die im Organismus vorhandenen Proteinketten gestört, über die es keine Informationen besitzt. Dies könnte eine mögliche Erklärung für den Krebs sein: Das Abwehrsystem, das durch das Vorhandensein von unbekannten Substanzen in seinem ihm eigenen informatischen Programm gestört ist, läßt diese Substanzen schließlich in den Organismus eindringen. Es wird also unfähig, die kranken Zellen und damit die Krebszellen zu erkennen und zu zerstören.

Das Garen von Obst und Gemüse zerstört einen Teil ihrer Vitamine und entzieht ihnen Mineralsalze. Doktor CARTON schreibt: „Das Garen war der Anfang der alles beherrschenden „Kochkunst", d. h. der Kunst, toxische oder unverdauliche Lebensmittel zu maskieren, die Kunst, den natürlichen Appetit anzuregen oder zu täuschen, die Kunst, ohne Hunger zu essen."
Heutzutage ist das Garen für unsere Verdauungsorgane, die ihre Muskulatur eingebüßt haben und nicht mehr an ihre natürliche Tätigkeit gewöhnt sind, wahrscheinlich unerläßlich, wenn auch glücklicherweise nur für eine Übergangszeit. Unser Darm wäre nicht in der Lage, ausschließlich rohe Nahrung zu verarbeiten. Eine komplette Nahrungsumstellung auf überwiegend rohe Nahrungsmittel bereitet vielen unserer Mitbürger große Schwierigkeiten. Man muß vorsichtig vorgehen und die Fortschritte bei der Verdauung dieser Ernährung beobachten. Wenn darauf geachtet wird, daß sorgfältig gekaut wird (jeden Bissen zwanzigmal durchkauen) und daß die rohen Nahrungsmittel zeitweilig abgesetzt werden, sobald sie nicht gut verdaut

werden, gelingt es nach einigen Wochen oder Monaten, eine ausreichende Ration dieser Nahrungsmittel aufzunehmen. Wichtig ist:

- Die Nahrung lange kauen, denn die erste Etappe der Verdauung findet mit Hilfe einer Speicheldiastase, dem Ptyalin, im Mund statt. Bei schlechtem Kauen werden die Nahrungsmittel unzureichend zerkleinert, was zu unvollständiger oder schlechter Verdauung führt, da das Speichelenzym keine Zeit hatte, seine Aufgabe zu erfüllen.
- Die Mahlzeiten in einer ruhigen und entspannten Stimmung einnehmen. Das Abendessen sollte leicht sein.
- Die Speisenfolge vereinfachen, aber für variierte Mahlzeiten sorgen. Wir brauchen nämlich die Gesamtheit der etwa 45 Substanzen, die der Organismus nicht selbst herstellen kann. Sie stellen das Rohmaterial dar, aus dem alles andere aufgebaut wird.
- Salat und andere Rohkost generell zu Beginn der Mahlzeit essen. In Ausnahmefällen (Dickdarmkatarrh, Durchfall) in der Mitte der Mahlzeit.
- Zwingen Sie sich nicht zum Essen, essen Sie nur, wenn Sie wirklich Hunger haben, und bemühen Sie sich, auf Ihren Organismus zu hören, wenn Sie Appetit auf rohe und unzubereitete Speisen haben.
- Bei Unwohlsein, Schnupfen, Nervosität, Kältegefühl, Verstopfung oder Durchfall sollten Sie ruhig eine Mahlzeit auslassen und sich ausruhen. Nehmen Sie in diesem Falle nur Mineralwasser und verdünnte Gemüsesäfte, roh oder gekocht, zu sich. Halten Sie diese Diät solange ein, bis die Beschwerden nachgelassen haben und sich wieder wirklicher Hunger eingestellt hat.
- Zu reichliche Nahrungsaufnahme schwächt den Organismus. Eine oder zwei Mahlzeiten pro Woche auslassen und stattdessen nur

Gemüsebrühe und Wasser zu sich zu nehmen, ist ausgezeichnⅇⅇ für den Organismus.

- Die Zwischenmahlzeit gegen 10 Uhr morgens oder 17 Uhr nachmittags ist nur denjenigen gestattet, die schwere körperliche Arbeit verrichten oder bei großer Kälte draußen arbeiten, sowie denjenigen, die auf dem Wege der Genesung sind, schwangeren oder stillenden Frauen, oder auch Kindern.

- Zwischen den Mahlzeiten zu essen (Käse, Plätzchen, Bonbons, Obst) ermüdet den Organismus, weil es das gesamte Verdauungssystem in Gang bringt und zu Übergewicht führt.

- Nie Früchte mit anderen Lebensmitteln mischen, da sie sonst Gärungsprozesse, Blähungen oder Durchfall verursachen. Tomaten (die zu den Früchten gehören), Honig und Joghurt werden nüchtern oder eventuell bei einer Obst- oder Joghurt-Zwischenmahlzeit gegen 17 Uhr gegessen. Statt Honig lieber Honigtau oder Baumhonig essen (leichter verdaulich als Blütenhonig).

- Die Salate sollten aus frischen Gemüsen der Saison bestehen, aus möglichst jungem Gemüse, das erst unmittelbar vor dem Verzehr schnell und in reichlich Wasser gewaschen wird. Anschließend abtropfen und trocknen lassen, wobei Blätter nicht kleingeschnitten oder beschädigt werden dürfen. Eventuell wird das Gemüse gerieben, aber erst unmittelbar vor dem Verzehr. Salate werden zusammengestellt aus Rettich, Fenchel, Chicoree, Kopfsalat, Kresse, Möhren, Kohl, Blumenkohl, Spinat, Rosenkohl, rohe rote Bete, Eissalat, Schlangengurke, Auberginen, Sellerie, Zucchini, Zwiebeln, Schnittlauch, Schalotte, Kerbel, Petersilie usw.

- Salatsauce: weder Pfeffer, noch Salz, noch Essig. Verwenden Sie reines, kaltgepreßtes Öl (Walnußöl, Distelöl, Sonnenblumenöl) aus erster Pressung. Fügen Sie eventuell Käsewürfel,

Eier, Sonnenblumenkerne, Ölfrüchte, Pinienkerne, gekeimte Samenkörner, Stückchen schwarzer Olive und Speisehefe hinzu. Würzen kann man mit ein paar Tropfen Zitronensaft.

- Spinat, Kartoffeln, Artischocken und Möhren müssen unverzüglich nach ihrer Zubereitung gegessen werden und dürfen auf keinen Fall wiederaufgewärmt werden, da sich sonst Toxine entwickeln, die Gärungen im Darm verursachen. Außerdem verwandeln sich so die Nitrate, die durch das Düngen der Felder in großen Mengen im Gemüse enthalten sind, in die toxischen Nitrite.
- Brot wird in vernünftigen Mengen genossen, und nur Brot von guter Qualität. Wir empfehlen biologisches Brot, das aus Sauerteig und mit Mehl aus biologischem Anbau hergestellt wurde. Zu beachten ist, daß die Schale des Weizenkorns alle Pflanzenschutzmittel enthält, mit denen es behandelt wurde. Wenn man kein biologisches Brot findet, ißt man daher besser Weißbrot als Vollkornbrot, da letzteres die eben erwähnten verseuchten Schalen des Weizenkorns enthält.

Ganz generell sind raffinierte Lebensmittel zu meiden und Weißmehlerzeugnisse durch solche aus biologischem Vollkornmehl zu ersetzen. Das gleiche gilt für den Weißzucker, der durch Rohrzucker ersetzt werden sollte, der durch langsames Erhitzen gewonnen wird (getrockneter Rohrzucker wie Valdivia oder Muscovido). Ersetzen Sie auch die üblichen, industriell hergestellten Marmeladen und Konfitüren durch selbstgemachte oder auf traditionelle Weise hergestellte, die garantiert ohne chemische Zusätze und aus frischen Früchten und biologischem Zucker hergestellt wurden.

Unser Nahrungsmittelbedarf

Die Nahrungsmittel sind je nach ihrer Ernährungskapazität in mehrere Kategorien aufgeteilt:

❶. Die „alkalisierenden" oder „vitalisierenden" oder „reinigenden" Nahrungsmittel

Diese Nahrungsmittel sind reich an Vitaminen und Spurenelementen. Zu ihnen gehören einige Obst- und Gemüsesorten: Petersilie, Kerbel, Salat usw. oder eßbare Wurzeln: Möhren und rote Bete. Die hierzu gehörenden Obstsorten sind die sogenannten wäßrigen Früchte: Kirschen, frische Feigen, Orange, Birne, Apfel, Pflaume usw.

❷. Die heilenden oder aufbauenden Elemente

Man kann sie mit den Ziegeln vergleichen, aus denen man das Haus unseres Organismus baut.

Sie setzen sich aus Eiweiß (oder stickstoffhaltigen Nahrungsmitteln) zusammen und spielen eine wichtige Rolle beim Wachstum und beim organischen Heilprozeß (nach einer Verletzung zum Beispiel). Sie sind die Hauptbestandteile der Diastasen (oder Enzyme) und für das Leben unerläßlich. Schwangere und stillende Frauen sowie Kinder haben einen erhöhten Bedarf.

Man unterscheidet:

Unvollständige Proteine pflanzlichen Ursprungs, die in Ölfrüchten (Mandeln, Sesam, Walnüsse, Haselnüsse) und in Hülsenfrüchten (Linsen, Erbsen und dicke Bohnen) vorkommen,

vollständige Proteine, die alle Aminosäuren enthalten und die im Fleisch, Fisch, in der Milch und im Käse vorkommen.

❸. Energiespendende Nahrungsmittel

Dies sind die Kohlehydrate und die Fette. Diese beiden Nahrungsmittelkategorien setzen Energie frei. Die Kohlehydrate liefern dem Organismus Zucker in verschiedenen Formen. Man unterscheidet zwei Gruppen:

– langsam umgewandelte Kohlehydrate: Getreide, Reis, Nudeln, Eßkastanien usw.

– schnell umgewandelte Kohlehydrate: Kartoffeln, Zucker, Honig.

Fette sind ebenfalls Energiespender: tierische und pflanzliche Öle und Fette.

Ausgewogenheit der aufgenommenen Nahrung

Unser Bedarf an bestimmten Nahrungsmitteln und ihre Verträglichkeit sind nicht das ganze Jahr gleichbleibend. Sie variieren je nach unserem Gesundheitszustand, unserer Tätigkeit und unserem Alter. Jeder Mensch muß also diejenigen Nahrungsmittel auswählen, mit denen er am besten zurechtkommt und sie in den Proportionen zu sich nehmen, die seinem momentanen Bedarf entsprechen. Die im folgenden angegebene Grundformel soll dem Leser bewußt machen, daß er seine Nahrung abmessen und richtig verteilen muß, zumindest einige Wochen lang. Diese theoretische Grundformel von Dr. André PASSEBECQ lautet, auf das Gewicht bezogen, 60 - 20 - 20:

– 60 % Gemüse und Obst, möglichst roh zu verzehren: Petersilie, Kerbel, grüner Salat, rote Bete, weiße Rüben, Kohl, Möhren, Melone, Birne, Apfel ...

– 20 % proteinhaltige Nahrungsmittel: Fleisch, Fisch, Ei, Käse, Hülsenfrüchte (Erbsen, Bohnen, Linsen), Ölfrüchte (Mandeln, Walnüsse, Haselnüsse usw.),

– 20 % Kohlehydrate: Brot, Kartoffeln, Reis, Nudeln, Getreide, Zucker, Honig usw.

Die Fette sind in dieser Formel nicht aufgeführt, da der Bedarf sehr gering ist. Er liegt etwa bei 5 % der täglich aufgenommenen Nahrung.

Bei einer gemäßigten Ernährung nehmen wir nur etwas Öl zum Salat, etwas Butter und etwas anderes Fett zu uns. Dies ist eine ausreichende Fettzufuhr. Dagegen enthält die oben angegebene Ernährung ausreichend natürliche Vitamine und Spurenelemente, so daß einem eventuellen Mangel oder Überschuß vorgebeugt wird. Erwähnt werden soll hier nur eine Ernährung, die auf natürlichen Erzeugnissen beruht, unter anderem auf Gemüse und Obst, das langsam auf Böden gewachsen ist, die von Natur aus fruchtbar sind oder natürlich und ohne chemische Düngemittel wie Nitrate oder Phospate gedüngt wurden.

Nehmen wir ein praktisches Beispiel, eine 500 g schwere Mahlzeit. Wenn sie ausgewogen sein soll, besteht sie aus:

60 % (d. h. 300 g) rohem oder gekochtem Gemüse oder Obst,

20 % (d. h. 100 g) proteinhaltigen Nahrungsmitteln: Fleisch, Fisch, Ei, Käse, Hülsenfrüchten,

20 % (d. h. 100 g) Getreideprodukten, Zucker, Kohlenhydraten.

Brot zu jeder Mahlzeit ist also weit von der Grundformel entfernt, und man wird sich bewußt, daß wir generell viel zuviel Kohlehydrate und zuwenig Gemüse und Obst essen. Die 60-20-20-Formel muß an die Lebensbedingungen und den Gesundheitszustand eines jeden angepaßt werden.

Was den Tinnitus betrifft, weiß man, daß er durch bestimmte Krankheiten wie Diabetes, hohen Cholesterinspiegel und Hyperurikämie gefördert wird. Bevor in diesem Fall das 60-20-20-Ernährungsprinzip angewandt wird, sollte der Patient einer Entschlackungskur unterzogen werden, die Dauer hängt von der Schwere der zu behandelnden pathologischen Veränderung ab.

Entschlackungskur

1 - morgens, nüchtern: Obst- oder Gemüsesaft (keine Reizungen verursachenden Gemüse wie: Porree, Zwiebel, Knoblauch, Schalotte, Spargel, Kresse, Sauerampfer...)

Frühestens eine halbe Stunde später: ein weiteres Glas Obst- oder Gemüsesaft oder etwas frisches Obst, roh oder kurz gekocht, ungesüßt, oder auch etwas eingeweichtes Trockenobst, einige Haselnüsse oder Paranüsse oder zwei Eßlöffel gekeimte Samenkörner (Luzerne, Weizen, Sesam).

2 - mittags: Salat aus rohem Gemüse (Eissalat, Chicoree, Kopfsalat, Rot- oder Weißkohl, Feldsalat, geriebener Rosenkohl, Schwarzwurzeln, Zucchini, weiße Rüben, geriebene Sellerieknolle, geriebene Möhren). Salatsauce: einige Tropfen Oliven-, Sonnenblumen- oder Färberdistelöl (alle reinen Öle, kaltgepreßt, aus erster Pressung) und eventuell einige Tropfen Zitronensaft.
Kein Salz, kein Pfeffer, kein Essig, kein Reizmittel.
Einige Haselnüsse oder Paranüsse.
Etwas dampfgegartes Gemüse.
Eventuell Nachtisch: eingeweichtes Trockenobst oder ein Apfel.

3 - Gegen 17 Uhr nichts essen, nur etwas Wasser trinken bei Durst. Großer Durst deutet auf ein Verdauungsproblem hin: In diesem Falle besser abends nichts mehr essen, nur etwas Wasser trinken.

4 - abends: rohes Gemüse mit grünem Salat wie mittags oder gekochtes Gemüse oder Bouillon.
Etwas eingeweichtes Trockenobst oder einen Apfel.

b - Körperliche Anstrengung
Eines der zur Körperhygiene gehörenden Mittel, die die natürliche Medizin empfiehlt, um ein bestmögliches Gleichgewicht zu erreichen oder zu crhalten, ist ganz besonders wichtig: die Bewegung. Unser Organismus wird nämlich von einem Muskelsystem gestützt, das unbedingt benutzt werden muß, um nicht zu degenerieren. Je mehr sich die lebendigen Formen in der Natur unterscheiden und weiterentwickeln, desto größer ist ihre Fähigkeit, sich zu bewegen. So ist die Bewegung wirklich das grundlegende Merkmal des Lebens. Die

körperliche Anstrengung, die von manchen als vollkommen über-
flüssig angesehen wird, und die man nur von Zeit zu Zeit ausübt, ist
jedoch für den Menschen, der gesund bleiben will, genauso unerläßlich wie die Ernährung.

Körperliche Anstrengung ist nahrhaft. Sie sorgt für eine vollere
Atmung und eine bessere Sauerstoffversorgung des Organismus.

Körperliche Anstrengung ist stimulierend. Sie weckt die einge-
schlafenen Funktionen wieder auf. Sie stimuliert das Nervensystem.

*Körperliche Anstrengung ist ein unerläßliches Element der Ge-
webeernährung.* Sie ist unentbehrlich für das Wachstum und die Erhaltung der Knochen- und Muskelstrukturen.

*Körperliche Anstrengung ist ein ausgezeichnetes Mittel zur Ent-
giftung.* Einerseits, weil sie die Verbrennung bestimmter Materien
ankurbelt, aber auch, weil sie das Funktionieren der Ausscheidungsorgane (Darm, Haut, Nieren und Lungen) ermöglicht.

Wenn keine formellen ärztlichen Gegenanzeigen vorliegen, empfehlen wir unseren Patienten eine vernünftige körperliche Anstrengung, die ihrem Alter und ihrem Temperament angepaßt ist. Diese
Aktivität (wie zum Beispiel Gymnastik oder Fußmärsche) muß täglich ausgeübt werden.

c - Atmung

Die Atmung ist unentbehrlich zum Leben. Der Atem ist das Leben! Der Tod wird oft durch den „letzten Atemzug" angekündigt.
Bei vielen Menschen funktioniert der Gasaustausch zwischen Luft
und Blut jedoch schlecht. Wir gehen hier von zwei Ursachen aus:

Schlechte Luftqualität. Wir leben zu oft in schlecht gelüfteten
Räumen. Büros, Geschäfte, Restaurants, Werkstätten sind sehr oft
schlecht belüftet. Außerdem belastet Tabak - sowohl für den Raucher selbst, als auch für die Nichtraucher, die den Rauch einatmen
- die Luft mit Kohlenmonoxid, einem starken Gift.

Draußen ist die Luft von Industrierauch, von Abgasen, unter anderem von Dieselfahrzeugen, und von Privat- und Kollektivheizungen verschmutzt.

Die Luftmenge ist unzureichend. Nicht alle Menschen betreiben Sport in freier Luft. Die Menge der eingeatmeten Luft ist demnach unzureichend, denn nur die körperliche Anstrengung ermöglicht eine genügende Durchlüftung und einen ausreichenden Gasaustausch zwischen Luft und Blut. Nach Schätzungen amerikanischer Forscher ist der Großteil unserer Krankheiten auf eine unzureichende Atmung zurückzuführen. Was die Atembeherrschung betrifft, haben wir dem Orient sehr viel zu verdanken.

d - Streßverarbeitung: Diesen Punkt haben wir im Kapitel über Sophrologie behandelt.

e - Sonnenbestrahlung

Die Sonne ist der Ursprung des Lebens auf der Erde, und sie ist für die Erhaltung des Lebens unverzichtbar. Aber wenn die Sonne auch für die Bewohner der Nordhalbkugel ein dynamisches, wohltuendes und lebenspendendes Element darstellt, so sieht es in den Äquatorialregionen ganz anders aus: Dort hat die Sonne eine wesentlich negativere Bedeutung, da sie mit Vernichtung und Tod einhergehen kann. Man weiß seit einiger Zeit, daß eine übermäßige Sonnenbestrahlung nicht nur schwere Hautschäden (immer mehr Hautkrebsfälle in unseren Breiten) hervorrufen kann, sondern daß sie auch einen negativen Einfluß auf das gesamte Immunsystem hat, das als einziges in der Lage ist, anomale Zellen - und darunter die Krebszellen - zu erkennen und zu vernichten. Wir empfehlen unseren Patienten also eine mäßige Sonnenbestrahlung. Sooft wie möglich sollte man täglich ein kurzes Sonnenbad nehmen. Dann kann der Organismus ohne Gefahr manche Vitamine, darunter das Vitamin D, das unter anderem für das Knochensystem unentbehrlich ist, verarbeiten.

Die Wohnräume sollten möglichst hell und sonnig sein. Jeder hat schon erlebt, daß die Stimmung der meisten Menschen bei schönem Wetter besser ist als bei „schlechter Wettervorhersage". Doktor PASSEBECQ hat in seinem Werk „Je vois bien" eine Hypothese zu diesem Thema aufgestellt. Danach wird das Nerven-Drüsen-System über die Hirnanhangdrüse (eine Drüse, die in der Nähe der Sehnervenkreuzung liegt) durch das Licht, das in die Augen fällt, positiv stimuliert. Dies würde erklären, warum man im Frühling den Eindruck eines Neubeginns hat und an sonnigen Tagen euphorisch ist. Man weiß auch seit kurzem, daß es genügt, den gesamten Körper einige Minuten lang einer starken künstlichen Lichtquelle (mehrere hundert Watt) auszusetzen, um die Depressionen, die sich im Herbst oder zu Beginn des Winters einstellen, zu mindern oder sogar ganz verschwinden zu lassen.

f – Verzicht auf Tabak

Man kann gar nicht oft genug auf die Giftigkeit des Tabaks hinweisen. Zunächst verhindert das Rauchen durch die Ablagerung von Teer in den Alveolen den Gasaustausch in der Lunge zwischen Luft und Blut. Dies äußert sich durch eine verminderte Atemkapazität und einen beschleunigten Alterungsprozeß, der die Lungen- und folglich Muskelleistung des Rauchers um etwa 20 Jahre verkürzt. Das Rauchen führt außerdem zu:

Magengeschwüren (und Zwölffingerdarmgeschwüren),

Arteriosklerose.

Tabak enthält die Substanz Rutin, die zu einer Arterieninnenwandentzündung führt, die alle Arterien angreift und eine Amputation erforderlich machen kann, da sie sich oft in den unteren Gliedmaßen ansiedelt. Diese stets sehr schmerzhafte Krankheit befällt praktisch nur Raucher (etwa 98 % der Erkrankten).

Außerdem ist der Blasenkrebs sechsmal häufiger bei Rauchern. Dies kommt daher, daß der Urin des Rauchers krebserregende Substanzen enthält. Die schädigende Wirkung des Tabaks geht auf drei Bestandteile zurück:

- Nikotin,
- Kohlenmonoxid,
- Cyanid.

Das Nikotin ist ein starkes Gift, das aufgrund seiner Wasserlöslichkeit sehr rasch in den Organismus eindringt. Wissenswert ist, daß ein Zehntelgramm Nikotin für einen mittelgroßen Hund tödlich ist.

Das durch die langsame Verbrennung des Tabaks entstehende Kohlenmonoxid bildet zusammen mit dem Hämoglobin des Blutes (dem roten Blutfarbstoff) das Karboxyhämoglobin, das für den Atemaustausch unbrauchbar ist. Die Sauerstoffversorgung des gesamten Gewebes wird somit belastet.

Das im Tabak enthaltene Cyanid führt zu Sehstörungen.

Tabak enthält ebenfalls Kadmium und Blei, zwei Metalle, die wie das in Amalgam-Zahnfüllungen enthaltene Quecksilber eine katastrophale Wirkung auf die Kranzarterien haben, die das Herz mit Blut versorgen. Diese drei Metalle wirken wie Bomben, die die Zellkerne der inneren Schicht der Herzkranzarterienwände sprengen. Diese Zelltrümmer führen zu Verstopfungen der kleinen Arterien, was zum Herzinfarkt führt. **Das Rauchen ist ein Faktor, der den Tinnitus begünstigt.**

g - Reduzierung oder gänzliches Weglassen des Kaffees
Kaffee ist ein nicht kompensiertes Stimulans, ein Anregungsmittel, das eine Vergiftung und eine Schwächung des Organismus verursacht, die manchmal sehr schwerwiegend sein kann. Der Kaffee verwandelt ansonsten ruhige Menschen in gereizte Individuen, die

die Illusion einer erhöhten Leistungsfähigkeit erwecken. Dasselbe gilt für Schokolade, Tee und zahlreiche Medikamente. „Jedes Medikament ist ein Gift, je aktiver, desto giftiger", schrieb Claude Bernard. Diese Substanzen werden auch als „anregend" bezeichnet. In der Naturheiltherapie gilt jedoch das folgende Gesetz der „Anregung": „Wenn der lebendige Organismus in das Einflußgebiet oder in Kontakt mit einer anreizenden Substanz gerät, zeigt er lebenswichtigen Widerstand und Erregung, die sich durch eine erhöhte Aktivität äußern, die stets und unausweichlich die Handlungsfähigkeit mindert, und das um so mehr, je größer die Stimulation war. Diese erhöhte Aktivität steht im Zusammenhang mit einer Über-Verausgabung der lebenswichtigen Kraft, die durch die Zwangssituation „abgezapft" (und nicht zugeführt) wird, und die lebenswichtigen Reserven werden umso mehr gemindert." Für André PASSEBECQ „handelt es sich hier um eine **pathologische Aktivität**, im Gegensatz zur normalen **physiologischen Aktivität** des lebendigen Organismus." Wie gewöhnlich folgt dieser Erregungsphase eine Phase der Depression, in der die Energie und die Lebenskraft abnimmt. Die Anwendung von Reizmitteln führt zur Abhängigkeit von einer Droge (einer legalen in diesem Fall), die in immer höheren Dosen angewandt wird. In Wirklichkeit verläuft die Entwicklung bei jedem Drogengenuß gleich, ob chemische oder mentale Droge, ob legal oder illegal:

1 - Die Wirkung der Erregung hält immer kürzer an. Die Erregung muß immer stärker werden.

2 - Die Phase der Depression, die auf die Erregung folgt, wird immer länger und schwieriger zu ertragen. Die Lebenskraft nimmt immer mehr ab. *Der Wechsel von Erregungs- und Depressionsphasen begünstigt das Entstehen und Bestehenbleiben eines Tinnitus.*

Kaffee, Tee oder Schokolade sind bei Tinnitus strengstens untersagt.

h - Schlafregulierung

Wir haben bereits die Beziehung zwischen Tinnitus und Schlafstörungen angesprochen. Es lohnt sich, Genaueres über den Schlaf
zu wissen, damit man ihn, wenn nötig, regulieren kann. Ohne guten
Schlaf keine gute Gesundheit! Der Naturheiltherapeut drückt das so
aus: „Sag mir, wie du schläfst, und ich sage dir, wie es dir geht."

Die Schlafqualität spiegelt zunächst den psychischen Zustand und
demzufolge den Allgemeinzustand wider. Und trotzdem, was muß
der arme Schlaf nicht alles aushalten! Er wird allzu oft „verdrängt",
d. h. absichtlich mißachtet, von unseren Mitbürgern und ihren Therapeuten. Millionen von Franzosen schlafen jeden Abend mit Hilfe
von Schlafmitteln ein, ohne sich um die Nebenwirkungen zu küm-
mern, die diese Medikamente auf Dauer auf den Organismus haben.
Pierre FLUCHAIRE schreibt: „Man behandelt den Schlaf wie man
früher seine Dienstboten behandelte." Bis vor einigen Jahren wurde die Therapie der Schlafstörungen weder an den französischen
noch an den amerikanischen Fakultäten unterrichtet. Seit kurzem hat
man glücklicherweise in den Vereinigten Staaten und in Frankreich,
genauer in Lyon, mit Untersuchungen begonnen. Daraus haben wir
praktische Anleitungen für eine Regulierung des Schlafs entnommen, die wir hier in großen Zügen wiedergeben. Am wichtigsten ist
es, die Länge der Schlafzyklen herauszufinden, die von einer bis zu
zwei Stunden dauern können, und jeden Zyklus genau zu notieren.

Die Gebrauchsanweisung ist relativ einfach. Im Laufe des Tages stellen sich kleine „Müdigkeitsschauer" ein, die sorgfältig in
einen Kreis eingezeichnet werden müssen, der eine 24-Stunden-
Uhr darstellt (Abb. 4). Diese fast unmerklichen Zeichen weisen auf
den Beginn eines neuen Zyklus hin. Der Beginn der Schlafzyklen
wird gegen Ende des Tages wesentlich deutlicher gespürt. Notiert
wird auch der Zeitpunkt des Wachwerdens. Den ganzen Tag lang,
über 24 Stunden, folgen die Zyklen aufeinander. Die Kenntnis des

individuellen Wach-Schlaf-Rhythmus ist grundlegend für das Schlaf-training, denn, wie jemand sagte: „Man befiehlt der Natur nur dann erfolgreich, wenn man ihr gehorcht."

Diese Technik führt zu mehr Ausgeruhtheit. Denn wenn man sich erst nach dem Beginn eines Schlafzyklus schlafenlegt, kann es sein, daß man schlecht einschläft und einen unruhigen Schlaf hat. Oft schläft man dann erst zu Beginn des nächsten Zyklus ein. Wenn zum Beispiel jemand, der daran gewöhnt ist, um 23 Uhr einzuschlafen, sich erst um 23 Uhr 15 schlafenlegt, hat er den Beginn des Zyklus verpaßt und schläft vielleicht erst zu Beginn des nächsten ein. Man sollte sich bemühen, eine bestimmte Anzahl vollständiger Zyklen zu schlafen, die Zeiten sind von der 24-Stunden-Uhr abzulesen, die den gesamten Wach-Schlaf-Rhythmus darstellt. Übrigens wäre es gut, den in den Mittelmeerländern wohlbekannten Mittagsschlaf wieder einzuführen, der eine ausgleichende Funktion beim Wechsel zwi-schen Wachzustand und Schlaf hat.

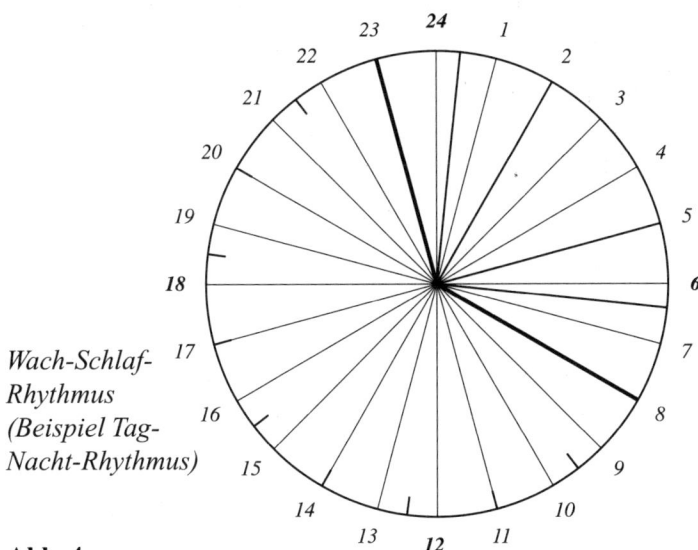

Wach-Schlaf-Rhythmus (Beispiel Tag-Nacht-Rhythmus)

Abb. 4

89

8 - Lärmschäden

a - Definition und genaue Abgrenzung
Lärm ist durch vier Kriterien gekennzeichnet: die Lautstärke, die Frequenz, die Dauer und die psychologische Auswirkung.

1 – Der Geräuschpegel bzw. die Lautstärke wird in Dezibel (dB) gemessen. Je größer die Intensität, desto größer ist die Lautstärke. Wissenswert ist, daß alle drei Dezibel eine Verdopplung der Lautstärke stattfindet. Es existiert die Lautstärkenskala:

GERAÜCHQUELLE	LAUTSTÄRKE (in Dezibel)
Düsenflugzeug beim Start und aus nächster Nähe	130
Schuß aus einem Jagdgewehr	
Preßlufthammer (ca. 1 m Abstand)	120
SCHMERZGRENZE	
Kesselbauwerkstatt	110
elektrische Säge	
Rockkonzert	100
SCHWELLE, AB DER DIE SCHWERHÖRIGKEIT NICHT WIEDER RÜCKGÄNGIG ZU MACHEN IST	
Müllabfuhrauto	90
Untergrundbahn	
Motorrad	
Straßenverkehr	
Stadtverkehr	80

BEGINN DES HÖRSCHÄRFEVERLUSTS

Restaurant	70
Staubsauger	
laute Straße	60
Büro	

BEGINN DER HÖRBEHINDERUNG

Warenhaus	50
Klimaanlage	
normale Unterhaltung	
Flüstern	40
Wohnzimmer	
ruhiges Zimmer	30
Wüste	20
Atmung	10
schalltoter Raum	

2 - Geräuschfrequenz
Sie wird in Hertz ausgedrückt. Eine Schallwelle mit 1 Schwingungszyklus pro Sekunde entspricht 1 Hertz. Bei 2 Zyklen pro Sekunde spricht man von 2 Hertz. Das menschliche Ohr ist in der Lage, Töne zwischen 20 und 16.000 Hertz wahrzunehmen. Darüber spricht man von Ultraschall, darunter von Infraschall. Der Mensch nimmt jedoch einen hohen Ton (eine hohe Frequenz) und einen tiefen Ton (niedrige Frequenz) nicht auf die gleiche Weise wahr. Ein Ton von etwa 4000 Hertz ist ab dem ersten Dezibel hörbar, man muß jedoch bis 70 Dezibel gehen, um einen Ton von 20 Hertz zu hören.

3 - Der Dauer des Lärms kommt auch eine große Bedeutung zu. Man hat nämlich die Beeinträchtigungen, die Geräusche von unterschiedlicher Dauer auf das Hörsystem ausüben, gemessen und herausgefunden, daß es Schwellenwerte gibt, die respektiert werden müssen, z. B. ein Geräusch von

90 Dezibel: maximal 20 Stunden pro Woche,
95 Dezibel: maximal 7 Stunden pro Woche,
100 Dezibel: maximal 2 Stunden pro Woche,
105 Dezibel: maximal 40 Minuten pro Woche,
110 Dezibel: maximal 12 Minuten pro Woche.

4 - Schließlich wird Lärm auch durch seine **psychischen Auswirkungen** charakterisiert. Die Mehrheit von uns erträgt ohne Schwierigkeiten die 70 Dezibel des eigenen Fernsehgerätes, während die 45 Dezibel des Radios vom Nachbarn als eine Belästigung empfunden werden.

Beim Lesen der Werte von Lautstärken bemerkt man, daß oft ein (A) hinter der Dezibelangabe dB steht. Hier handelt es sich um eine Wertung der Geräuschmessung je nach den Eigenschaften des menschlichen Ohrs. Dieses „dB (A)" wird in allen Zahlenangaben verwendet, die wir in der Fach- oder Allgemeinliteratur antreffen.

b - Die Auswirkungen des Lärms auf den Organismus

Lärm hat verschiedenartige Konsequenzen für den Organismus: Einige sind sofort spürbar, andere sind schleichender, äußern sich erst als Folgeerscheinung und sind oft viel schlimmer.

Die Wirkung des Lärms kann deutlich gespürt werden, wenn es sich um eine Belästigung handelt (zwischen 50 und 60 dB (A) oder wenn der Lärm sehr stark ist, d. h. zwischen 110 und 125 dB (A), an der Schmerzgrenze, liegt. Leider funktioniert der Steigbügelmuskelreflex, durch den sich der Hammermuskel zusammenzieht, was das Eindringen eines zu starken Tons verhindert, ab 80 dB (A) nicht mehr, so daß das gesamte Hörsystem gefährdet ist. Es kann aber auch vorkommen, daß ein Geräusch überhaupt keine Auswirkung auf das Hörsystem hat, dafür aber die Physiologie und die Psychologie des Menschen sehr schwer schädigt. *Der Organismus gewöhnt sich nicht an Lärm* und äußert dies auf Dauer durch Störungen des Immunsystems und durch psychologische Beschwerden. Die auditive Müdigkeit, die erste Stufe der Beschwerden als Reaktion auf zu großen Lärm, äußert sich durch Störungen, die das Individuum sowohl im Wachzustand als auch im Schlaf betreffen. Der ermüdete Patient hat Konzentrationsstörungen, Kopfschmerzen und sogar schon Ohrgeräusche, obwohl das Lärmniveau, das diese ersten pathologischen Veränderungen hervorgerufen hat, noch bei 70 dB (A) liegt, d. h. dem Niveau, das man in einem Restaurant, einem Warenhaus oder in einer belebten Straße antrifft.

Für viele Menschen kommt zu dem Lärm, dem sie den ganzen Tag über ausgesetzt sind, noch der nächtliche Lärm dazu (Aufzüge, Untergrundbahn, Eisenbahnlinien, Mofas usw.), was den Schlaf entweder in der Einschlafphase oder durch Aufwachen zwischen den Schlafzyklen oder auch durch Verkürzung der paradoxen Schlafphasen stört, die die allerwichtigsten sind. Schlechter Schlaf führt zu verschiedenen Störungen, die von einer Schwächung des Immunsystems über Reizbarkeit, chronische Müdigkeit oder Kopfschmerzen bis hin zu depressiven Zuständen oder sogar bis zum Selbstmord reichen.

Mehr oder weniger starker und mehr oder weniger langanhaltender Lärm kann zu einem der vier Schwerhörigkeitsgrade führen:

- Als Grad 1 bezeichnet man reversible Störungen, die manchmal mit verschiedenen Symptomen wie Müdigkeit, Psychasthenie (Nervenschwäche bei seelischen Störungen) und Verminderung der Hörschärfe einhergehen.
- Bei Grad 2 bleibt das offensichtliche Hörvermögen intakt. Die Störung betrifft Frequenzen von etwa 4000 Hertz, während eine Unterhaltung zwischen 350 und 2700 Hertz liegt.

- Grad 3 tritt ein, wenn Intensität oder Dauer des Lärms nicht verändert werden, und zeichnet sich durch eine Bewußtwerdung der Schwerhörigkeit aus, da sie gerade die obenerwähnte Unterhaltungslautstärke betrifft.
- Grad 4 trifft auf jemanden zu, der „nur" einen Walkman zu laut und zu lange benutzt hat. Er ist vollkommen taub und seine Taubheit ist irreversibel.

Generell reagiert der Organismus auf sehr verschiedenartige und komplexe Weise auf Lärm. Festgestellt hat man unter anderem: Herzreaktionen (Bluthochdruck, erhöhter Herzrhythmus), hormonelle Reaktionen (Störungen des Menstruationszyklus, Libido-Abnahme beim Mann), Störungen der Augenphysiologie usw.

c - Lärm und Tinnitus

Wir haben soeben gesehen, daß eine „einfache" auditive Müdigkeit der Beginn eines Tinnitus sein kann.

Auch auf einer anderen Ebene, in einer sehr lauten Umgebung, wenn mehrere Personen laut aufeinander einreden, kann unser Ohr mit Ohrgeräuschen reagieren.

Es sind jedoch die Lärmschädigungen, die die Neuronen zerstören und die Konzentration der Neurotransmitter durcheinanderbringen. Zuviel Glutamat könnte zum Beispiel die Ursache sein für eine Hörminderung im Hochtonbereich und für eine unproportionierte Erregung der Schnecke, die als Pfeifen empfunden wird. Ein einziger, wenn auch sehr kurzer Ton, wie z. B. ein Gewehrschuß, soll die Haarzellen richtiggehend „ausreißen", was ebenfalls zu Tinnitus führt.

9 - Aromatherapie

Wir untersuchen derzeit die therapeutischen Vorteile der ätherischen Öle bei der Tinnitus-Behandlung. Die ersten Ergebnisse sind sehr vielversprechend!

B - LOKALE BEHANDLUNGEN

1 - Tinnitus-Masker

Die therapeutische Maskierung des Tinnitus beruht auf der Beobachtung, daß zahlreiche Tinnitus-Betroffene ihre Ohrgeräusche hinter diversen Geräuschen „verstecken". Dies können Geräusche der Natur sein wie Quellen oder das Meer, oder auch Musik. Manche maskieren ihre Ohrgeräusche auf diese Weise, so wie andere im Laufe vergangener Jahrhunderte (auch heute trifft dies noch auf manche zu) ihren üblen Geruch durch verschiedene Parfums überdeckten.

In der Tat hat die Maskierung eher eine psychologische als eine physische Wirkung auf die Wahrnehmung der Ohrgeräusche. Es gibt keine „Rivalität" zwischen den Außen- und den Tinnitusgeräuschen, letztere äußern sich im Bereich der größten Schwerhörigkeit. Die Maskierung beruht auf der Aussendung eines Tons, der dem Tinnitusgeräusch ähnlich ist, so daß das Tinnitusgeräusch wesentlich weniger wahrgenommen wird. Das ausgesendete Signal hat eine Frequenz zwischen 1500 und 8000 Hertz, die Lautstärke variiert zwischen 45 und 90 Dezibel. Nach Meinung der Verfechter (aus Amerika) dieser Techniken soll das Ergebnis ausgezeichnet sein: 91 % Erfolgsrate. Nach B. TABACHNIK (in „Tinnitussimo" Nr. 12, April 1996) könnte die Tinnitus-Maskierung darin bestehen, daß der Sinnesimpuls, der vom ursprünglichen Ton ausgeht, durch eine neue Information, den Maskierungston, blockiert wird.

TABACHNIK ist von der Resthemmung überzeugt, dem Bereich der Ausschaltung des Tinnitus nach Entfernen des Maskers. Diese Hemmzeit dauert von einer Stunde bis ausnahmsweise mehrere Stunden. Das Phänomen der natürlichen Hemmung betrifft nach Professor VERNON aus Portland (Oregon) 82 % der Patienten, ohne daß man jedoch in der Lage ist, den Mechanismus zu erklären. In den Vereinigten Staaten, wo man anscheinend besser informiert ist als in Europa, haben 70 % der Tinnitus-Betroffenen Hörgeräte oder Masker benutzt. 16 % stellten eine Verringerung der Ohrgeräusche durch das Hörgerät fest, 21 % durch einen Masker und 63 % durch eine Kombination von beiden („Tinnitussimo" Nr. 12).

2 - Geräuschgeneratoren - Weißes Rauschen

Nach Frau CHERY-CROZE, Forscherin am Centre National de Recherche Scientifique („Tinnitussimo", Nr. 7), ist das „weiße Rauschen" ein künstlicher Ton, der aus allen hörbaren Frequenzen in gleicher Lautstärke besteht. Diese Technik wendet sich hauptsächlich an Patienten mit einer geringen Hörminderung, den anderen wird eher ein Hörgerät mit integriertem weißen Rauschen angepaßt. Die Lautstärke muß von einem Spezialisten eingestellt werden, und der Patient darf sie nicht verstellen können. Die eingestellte Lautstärke entspricht der „Hörschwelle in einem ruhigen Raum" („Tinnitussimo", Nr. 7). Das Ziel dieser Technik ist es, durch eine Modifizierung der Hörschwelle auf die „Plastizität", die Formbarkeit des Zentralnervensystems einzuwirken. Angeblich soll sich das Ohr an eine laute Umgebung anpassen können, was wir jedoch bezweifeln.

Nach einer britischen Studie, von der in „Tinnitussimo" Nr. 12 berichtet wird, gibt man den Anwendern von Geräuschgeneratoren zahlreiche Ratschläge:

- Das Rauschen darf nur so laut sein, daß es gerade eben gehört werden kann (leiser als der Tinnitus). Die Einstellung wird morgens in einer ruhigen Umgebung vorgenommen und darf im Laufe des Tages nicht verändert werden.
- Der Geräuschgenerator wird bei einseitigen Beschwerden an oder in dem Ohr getragen, das von Tinnitus betroffen ist. Nach einer entsprechenden Einstellung kann er auch am oder im nicht betroffenen Ohr angewendet werden.

Das Gerät wird 6 Stunden hintereinander ohne Unterbrechung getragen, mindestens 24 Stunden lang. Wenn es nachts getragen wird, wird die Schlafphase nicht mitgerechnet.

Die psychologischen Konsequenzen der Ohrgeräusche können innerhalb von kurzer Zeit gemindert werden. Wirklich beachtliche Fortschritte können jedoch erst nach 12 bis 24 Monaten festgestellt werden.

Nach 30 Tagen und unter der Bedingung, daß die Geräusche nicht maskiert werden, kann man die Lautstärke des weißen Rauschens steigern.

Bei Besserung des Tinnitus darf die Behandlung nicht plötzlich abgebrochen werden.

Bei Verschlimmerung des Tinnitus durch irgendwelchen Streß sollte der Patient stets versuchen, eine positive Einstellung zu bewahren und das therapeutische Geräusch den Ohrgeräuschen vorzuziehen.

Wenn sich der Tinnitus gegen Ende des Tages verschlimmert, darf die Lautstärke des Generators erst am nächsten Tag verringert werden. Vielleicht war die Lautstärke die Ursache hierfür.

Wenn die Umgebung ruhig und das therapeutische Geräusch kaum hörbar ist, kann die Lautstärke ganz leicht gesteigert werden.

Wenn Sie von Lärm umgeben sind, stellen Sie den Generator ab, ohne irgendetwas zu verstellen. Wenn es wieder ruhiger wird, das Gerät wieder einschalten.

3 - Audio-Scan und otoakustische Emission

Hierbei handelt es sich um zwei präzise Techniken, mit deren Hilfe die Funktionsfähigkeit des Mittel- und Innenohrs festgestellt wird, und die sich von den üblichen, eher subjektiven Methoden abheben. Diese Verfahren gehören zwar nicht in das Kapitel über Lokale Behandlungsmethoden, sind aber interessant, da sie bei der Therapieausrichtung benutzt werden können.

a - Audio-Scan

Das Prinzip des Audio-Scan beruht auf einer genauen, automatischen Messung des Gehörs. Die audiometrischen Schwellen des Patienten werden zu einem Zeitpunkt, der für eine präzise Untersuchung günstig ist, genauestens zwischen 125 und 16000 Hertz festgelegt. Selbst bei den Hochfrequenzen werden 64 Frequenzen pro Oktave gemessen, so daß ein äußerst präzises Audiogramm erstellt wird, das auch solche Hörminderungen anzeigt, die mit den klassischen audiometrischen Tests, die nur maximal 4 Frequenzen pro Oktave messen, nicht festgestellt werden können. Mit dieser Methode läßt sich der Zustand der inneren Haarzellen beurteilen. Bei Tinnitus zeigt sie Hörminderungen auf, die manchmal auf die Frequenzen begrenzt sind, die den Tinnitus-Ohrgeräuschen entsprechen.

b - Otoakustische Emissionen

Mit dieser Methode läßt sich der Gesundheitszustand der äußeren Haarzellen feststellen, die das Hören von leisen Tönen und die

Unterscheidung von Geräuschen in einer begrenzten Frequenzspanne ermöglichen. Die äußeren Haarzellen senden bei Kontraktion leise Töne aus, die mit Hilfe eines kleinen, in den Gehörgang eingesetzten Mikrophons aufgezeichnet werden können.

Man spricht einerseits von „spontanen otoakustischen Emissionen". Sie entstehen, wenn überhaupt kein Geräusch vorhanden ist. Andererseits spricht man von „evozierten otoakustischen Emissionen". Sie folgen auf eine Reihe von kurzen auditiven Stimulierungen in allen Frequenzen. Durch die Untersuchung der otoakustischen Emissionen können Schäden an den äußeren Haarzellen festgestellt werden.

Bei Tinnitus zeigt die Gegenüberstellung der otoakustischen Emissionen und des Audio-Scans eine mangelnde Übereinstimmung bei der Funktionsweise der inneren und äußeren Haarzellen. Dieser Funktionsfehler könnte eine Ursache für das Tinnitus-Phänomen sein („Tinnitussimo" Nr. 6, S. 10).

4 - Laser-Therapie
(Light Amplification by Stimulated Emission of Radiation: Lichtverstärkung durch stimulierte Strahlenemission)

Laut GARNIER und DELAMARE, die G. LAITIER zitieren, handelt es sich hierbei um „eine Aussendung von kohärentem Licht, d. h. von simultanen lichtstarken Vibrationen mit derselben Frequenz und Phasengleichheit." Das Wörterbuch gibt an: „Diese Vibrationen, die sich im sichtbaren Spektrum oder im Infrarotbereich befinden, können sehr eng gebündelt auf einen ganz präzisen Punkt konzentriert werden."

Der zur Tinnitus-Behandlung verwendete Laserstrahl ist ein Niederspannungslaser, der das Innenohr stimulieren soll. Der Strahl wird

10 Minuten lang auf das Innenohr gerichtet. Danach darf der Patient keine Hautreaktion aufweisen. Gleichzeitig mit der Laserbehandlung wird dem Patienten intravenös Ginkgo verabreicht, das die Absorption der durch den Laserstrahl transportierten Photonen verbessern soll.

5 - Transkutane Nervenstimulation

Grundprinzip: Die Strom-Therapie geht bis in die Antike zurück. In jener Zeit benutzte man Zitterrochen zur Behandlung mancher Schmerzen. Aber erst gegen Ende des 18. Jahrhunderts und zu Beginn des 19. Jahrhunderts, zu Zeiten von GALVANI, VOLTA und RITER, gelangte man zu einem besseren Verständnis der Funktionsweise der Muskel und konnte den elektrischen Strom bequemer und immer häufiger bei verschiedenen Behandlungen einsetzen. 1935 wurde der Beweis erbracht, daß der Einflußbereich eines Muskelnervs auf der Haut dem motorischen Bereich dieses Muskels entspricht. Seit etwa zwanzig Jahren ist man durch die Magnetresonanzuntersuchung und die Muskelbiopsie zu einem wesentlich präziseren Ansatz der Muskelphysiologie gekommen.

Was die elektrische Schmerzbehandlung betrifft - und obwohl LANCET den folgenden Satz veröffentlichte: „Man weiß nicht genau, was der Aktionsmechanismus der transkutanen Nerven-Elektrostimulation ist" -, gibt es hier ernstzunehmende Hypothesen, die teilweise klinisch, d. h. anhand der Ergebnisse, überprüft wurden. Nach der Gate Control-Theorie haben die Nervenbahnen mit großem Durchmesser, die taktile Informationen weiterleiten, eine hemmende Wirkung auf die „schmerzhaften" Informationen, die von Nervenfasern mit kleinem Durchmesser weitergeleitet werden. Es gibt zwei Techniken: das konventionelle „TENS" (Transcutaneous

Electrical Nerve Stimulation) und das Akupunktur-"TENS", bei dem Stimuli von höherer Intensität verwendet werden.

Die letztere Behandlungsweise wird bei vollständiger Taubheit angewendet, um den Hörnerv zu erregen. Es wird entweder Gleichstrom (einige hundert Hertz) oder Elektroakupunkturstrom in Form von Entladungen (1 bis 10 Hertz) verwendet. Die Ergebnisse sind recht enttäuschend, da sich die Ohrgeräusche oder die Schwerhörigkeit langfristig nur bei 15 % der Patienten gebessert haben. Außerdem muß genauestens untersucht werden, ob diese Behandlung wirklich unschädlich ist, sowohl auf lokaler Ebene (Hautallergien oder Verbrennungen) als auch generell.

6 - Regeneration der Haarzellen

Das Septemberheft 1993 „Tinnitussimo" berichtet davon, daß bei einigen Tinnitus-Betroffenen eine Hoffnung geweckt wurde: Die Regeneration der Haarzellen soll eine günstige Wirkung nicht nur auf die Schwerhörigkeit, sondern auch auf den Tinnitus haben. Tinnitussimo gibt einen Artikel aus „Oreille bruyante" vom Juni 1993 wieder, wonach das Vitamin-C-Derivat Retinol in der Lage sein soll, die inneren Haarzellen zu regenerieren. Forscher haben die Haarzellen von Ratten zerstört und anschließend mit Retinol behandelt. Die Haarzellen haben sich so schnell vermehrt, daß sich nach 8 Tagen 78 % der Zellen neugebildet hatten. In einem im Juni 1993 in „Tinnitus today" erschienenen Artikel erläutert Professeur VERNON in Beantwortung des Artikels in der Zeitschrift „Science", daß „auch wenn es den Forschern gelungen ist, Haarzellen in vivo zu regenerieren, das ordnungsgemäße Funktionieren in keiner Weise bewiesen ist, und insbesondere, daß man nicht mit Sicherheit sagen kann, daß die Nervenverbindung mit diesen Zellen wiederhergestellt wird."

Die wirkliche Frage, die sich stellt, ist: Stellt diese Regeneration, wenn sie in der Lage ist, das Gehör zu verbessern, auch eine lohnende Tinnitus-Therapie dar? Denn die Beziehungen zwischen den Ohrgeräuschen und den Haarzellen sind nicht bekannt. Die Hoffnung auf Verbesserung des Tinnitus durch Regeneration der Haarzellen scheint nicht fundiert zu sein.

7 - Die Mesotherapie

Die Mesotherapie und die Mesopunktur weisen die Besonderheit auf, daß sie sich des Hautwegs bedienen, der von der offiziellen Medizin gänzlich außer acht gelassen wird. Durch die Mesotherapie gelangen die aktiven Moleküle der injizierten Lösung schneller an ihr Ziel. Mesotherapie und Mesopunktur haben ursprünglich zwei Gemeinsamkeiten:

– Injizierung in die Haut von Medikamenten, die zu verschiedenen medizinischen Konzepten gehören (Allopathie, Oligotherapie, Vitamintherapie, Homöopathie usw.) in Verbindung mit einem Lokalanästhetikum oder ohne ein solches;

– die Verwendung dieser aktiven Substanzen in geringen Dosen.

Die therapeutischen Resultate sind sehr oft besser als bei den gleichen Medikamenten, die in wesentlich höherer Konzentration und auf anderen Wegen verabreicht wurden. Für dieses Phänomen gibt es zwei Erklärungen:

1 - Die Resorption des subkutan, d. h. in das Derma, injizierten Wirkstoffs, erfolgt sehr langsam. Es bilden sich in der Tat kleine Zusammenballungen des eingebrachten Wirkstoffs, die sehr lange in situ verbleiben.

2 - Die anderen Arten der Verabreichung von Medikamenten oder Heilmitteln erfolgen über die Leber, was zweierlei Konsequenzen hat:

- Das Medikament wird zum größten Teil zerstört, was natürlich seine Wirkungsmöglichkeiten reduziert. Das, was nicht zerstört wird, wird wahrscheinlich von den darauf spezialisierten Leberzellen denaturiert.
- Die Aggressivität der eingenommenen Produkte führt oft zu einer Störung der Leberzellen. Dies kann zu allergischen Reaktionen, Migräne, Verdauungsstörungen, Hautreaktionen usw. führen.

Mesopunkteur und Mesotherapeut verwenden unterschiedliches Material, da ersterer an einem Punkt und der zweite an einer Oberfläche ansetzt. Der Mesopunkteur verwendet Wegwerfnadeln, während der Mesotherapeut eine therapeutische Einspritzung vornimmt, entweder mit Hilfe einer kurzen, dicken und sehr spitzen Nadel, mit der er rasch und schmerzlos injizieren kann, oder mit Hilfe eines kreisrunden oder reihenförmigen Multiinjektoren. Diese Geräte haben mehrere Nadeln (sieben beim runden Multiinjektor, achtzehn bei den großen runden Multiinjektoren, fünf beim Reihen-Multiinjektor). Mit diesen Geräten lassen sich unterschiedlich große Zonen unter der Haut per Injektion behandeln.

Der Anwendungsbereich der Mesotherapie und der Mesopunktur ist sehr groß. Alle Dysfunktionen können durch diese Therapie geheilt oder gelindert werden. Was das Ohr und den Tinnitus betrifft, setzt der Mesopunkteur an zwei Meridianen an:

• dem Dickdarm-Meridian, dem Meridian der Energie und aller Beschwerden auf der Gesichtsseite des Schädels,

• dem Herz-Meridian, der nicht nur mit den Herzstörungen verbunden ist, sondern auch mit allen Gemütsstörungen (Angstgefühle, Unruhe, Beklemmungen usw.).

Die Mesotherapie behandelt den Tinnitus durch Injektion von Xylokain oder Prokain zusammen mit gefäßerweiternden Mitteln. Die intrakutanen Injektionen werden rund um das Ohr vorgenommen. Auch hier sind die Ergebnisse nur mäßig interessant: Unsere verschiedensten Quellen sprechen von 10 bis 15 % positiver Wirkung.

8 - Akupunktur

Die Ursprünge der Akupunktur reichen sehr weit zurück. Die Chinesen der Vorgeschichte hatten beobachtet, daß manche organischen Leiden häufig mit Schmerzphänomenen an einem bestimmten Punkt auf der Hauthülle des Organismus einhergingen. So wurde dieser Punkt einer näheren Betrachtung unterzogen, und statt der heutigen Nadeln legte man damals Feuersteinsplitter ein. Diese Punkte heißen auf chinesisch „tsing", was Brunnen bedeutet. Sie ziehen sich als gerade Linien oder als Meridiane über die Haut.

Der zweite Begriff, der aus der Vorgeschichte stammt, ist der Begriff der Energie. Der Mensch als Mikrokosmos wird von derselben Energie beherrscht wie das Makrokosmos-Universum. Sie äußert sich in Form von zwei Komponenten: Yang - positiv, und Yin - negativ. Dieses binäre Prinzip wird im Tao-Emblem zusammengefaßt (Tao = „der Weg") und durch das folgende Symbol dargestellt:

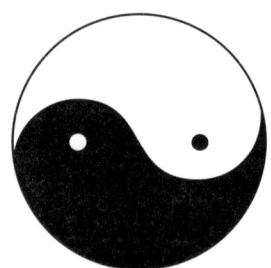

Abb. 5

– Allgemein betrachtet entspricht Yang der Hitze, Helligkeit, Härte, Aktivität, Schnelligkeit, Festigkeit und dem männlichen Prinzip.
– Das Yin dagegen ist kalt, weich, passiv, zerbrechlich, langsam, expansiv. Dies ist das weibliche Prinzip.

Yin und Yang gehen vollständig ineinander über. Es gibt kein reines Yang und kein reines Yin. Im Yin gibt es immer etwas Yang und im Yang immer etwas Yin.

Die chinesische Medizin folgt drei großen Prinzipien:

1. Der Mensch wird in seiner Gesamtheit betrachtet.
2. Der Mensch ist vollkommen in das Milieu integriert, in dem er lebt, und steht durch die Dualität Yin-Yang mit dem Kosmos und der Erde in Verbindung.
3. Die menschliche Existenz folgt dem Gesetz der fünf Elemente:

Das Feuer, zwangsläufig ein Yang-Symbol, entspricht der Sommersaison,

das Wasser, Yin-Symbol, entspricht der Wintersaison,

das Holz ist Symbol des Wachstums und des Frühlings,

das Metall ist Symbol der Konzentration und der Arbeit (das Werkzeug besteht aus Metall), es ist Symbol für den Herbst,

die Erde ist ein synthetisches Zeichen, das die anderen Elemente umfaßt.

Diesen fünf Elementen sind Organe und folglich Funktionen zugeordnet:

Das Feuer repräsentiert das Herz und den Dünndarm,

die Erde repräsentiert die Milz, den Magen und die Bauchspeicheldrüse,

das Metall den Dickdarm und die Lungen,

das Wasser die Blase und die Nieren,

das Holz repräsentiert die Leber.

Das Zyklus-System zeigt die Beziehung zwischen den Organen, zum Beispiel:

Die Niere unterstützt die Leberfunktion, und wenn sie krank ist, bedroht sie das Herz.

In der Praxis agiert der Akupunkteur mit seinen Nadeln wie ein Medium zwischen den himmlischen, irdischen und menschlichen Energien. Er variiert das menschliche Energiekapital je nach den kosmogonischen Energien. Hierfür setzt er die Nadeln entweder auf Meridianen oder auf Punkten an. Die Nadeln haben verschiedene Längen und sind unterschiedlich biegsam, sie bestehen aus gemeinem Metall oder aus Gold. Seit dem Aufkommen von Hepatitiserkrankungen und AIDS ist man in Europa seit einigen Jahren zu Wegwerfnadeln übergegangen, es sei denn, die Nadeln sind aus Gold, in diesem Fall gehören sie dem Patienten und werden nur für ihn benutzt.

Bei Tinnituserkrankungen, die nicht auf Zahnprobleme zurückgehen, erzielt die Akupunktur angeblich interessante Resultate. Manche geben an, 75 % der Tinnitus-Betroffenen zu heilen, andere sind dagegen etwas realistischer. In „Tinnitussimo" unter der Federführung von Monsieur DEMIAZ, in der Ausgabe vom Oktober1994, wird Doktor CYGLER, HNO-Arzt und Akupunkteur zitiert. Er hat 300 Fälle ausgewertet:

– In 45 Fällen, d. h. 15 % der Gesamtzahl, wurde eine mittelmäßige Besserung erzielt;
– in 49 Fällen, d. h. 17 % der Gesamtzahl, wurde eine deutliche Besserung erreicht;
– 63 Fälle, d.h. 20 % der Gesamtzahl, sind vollständig geheilt worden.

Wir veröffentlichen diese Zahlen mit dem Hinweis, daß ihre Autoren voll und ganz verantwortlich für diese sind, denn Rückmeldungen von anderer Seite lassen uns diese Zahlen als sehr optimistisch erscheinen.

9 - Chirurgische Behandlungen

Operative Eingriffe werden heute fast überhaupt nicht mehr vorgenommen, da sie zu starken Behinderungen führen und die Resultate vollkommen ungewiß sind, denn selbst nach einem komplizierten Eingriff können die Ohrgeräusche bestehen bleiben. Angeboten werden zahlreiche Arten von operativen Eingriffen, die häufigsten sind die Zerstörung des Innenohrs und die Durchtrennung des Hörnervs.

C - DIE BEGLEITENDE PSYCHOLOGISCHE BETREUUNG

Bei der umfassenden Behandlung des Tinnitus ist die psychologische Struktur ganz entscheidend. Bei psychischer Labilität kann auch ein schwach wahrgenommener Tinnitus ohne zusätzliche Erkrankungen als äußerst dramatisch empfunden werden. Je nach der Qualität des Transfers und des Kontratransfers können alle psychologischen Begleittherapien angewandt werden, angefangen bei der Sophrologie und der Hypnose bis hin zu chemischen, angstlösenden Therapien. Manchmal verdeckt ein Tinnitus auch eine wahre Psychose, die in psychiatrische Behandlung gehört. Je nach Fall kann es auch angebracht sein, zusätzlich zur unterstützenden Psychotherapie eine allopathische Behandlung einzuleiten, die außer angstlösenden auch schlafbringende Mittel und Anti-Depressiva beinhaltet. In diesem Bereich sind auch die alternativen natürlichen Zweige der Medizin sehr nützlich, da sie nicht nur wirksam, sondern auch frei von jeglichen Nebenwirkungen sind.

Wenn die mentale Struktur dagegen solider ist, kann ein fruchtbarer Dialog stattfinden, in dem beide Seiten die Ergebnisse der verschiedenen angewandten Behandlungen abwägen. Eventuell gelingt sogar die „Gewöhnung" an die pathologische Veränderung, wenn diverse medizinische Therapien keinen Erfolg gebracht haben.

VII

DEFINITIONEN, BESCHREIBUNGEN UND URSACHEN DER ANOMALEN ZAHNOKKLUSION

(die unserer Meinung nach für etwa 40 % der Tinnitus-Erkrankungen verantwortlich ist)

A - DER MUND, EIN STRATEGISCH ÄUSSERST WICHTIGER BEREICH DES MENSCHEN

Der Mund kann aus verschiedenen Gründen als eine fundamentale „Wegekreuzung" des Menschen gelten. Er ist ein zentraler Bereich, dem man mehrere Funktionen zuschreiben kann:

1 - Es ist das Organ, das die ersten menschlichen Beziehungen ermöglicht, das Organ, das den Säugling mit seiner Mutter und so mit der Außenwelt verbindet. Beim Erwachsenen hat der Mund eine Zufluchtsfunktion, die sich durch exzessives Verhalten wie Heißhunger (übermäßiges Nahrungsbedürfnis oder -verlangen) oder Rauchen äußert. Aus diesem Grund sucht derjenige, der das Rauchen eingestellt hat und gestreßt ist, häufig Zuflucht in der Nahrung. Dies führt zu einer Gewichtszunahme, die generell ein Schuldbewußtsein hervorruft und folglich Streßsituationen schafft.

2 - Es ist ein Sexualorgan. Freud siedelt hier die ersten Lustempfindungen des Kindes an (denken wir an die lustvollen Handbewegungen des Säuglings, der an der Brust seiner Mutter trinkt). Auch das Liebesspiel bezieht diesen privilegierten Bereich ein (vom Kuß bis zum Kontakt zwischen Mund und Geschlechtsorgan).

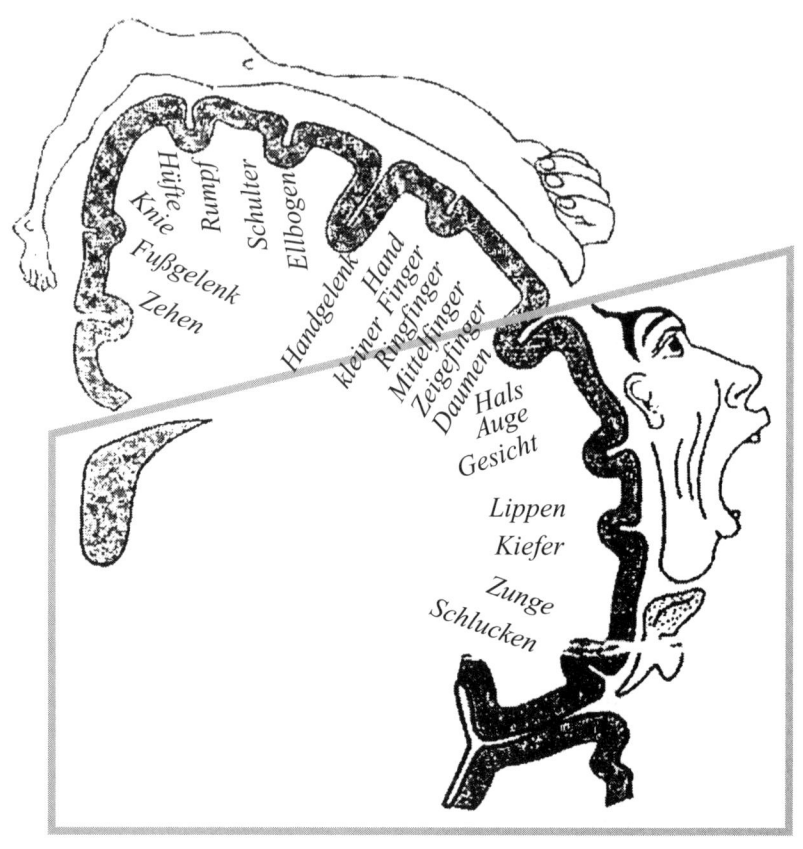

Die Bildbeschriftungen im Uhrzeigersinn:

Hüfte, Knie, Rumpf, Schulter, Ellbogen, Fußgelenk, Zehen, Handgelenk, Hand, kleiner Finger, Ringfinger, Mittelfinger, Zeigefinger, Daumen, Hals, Auge, Gesicht

Lippen

Kiefer

Zunge

Schlucken

Abb. 6   *Motorischer-Homunkulus*

*Abb. 6 & 6a: Der Homunkulus ist die Darstellung des gesamten Organis-
mus auf der Hirnrinde. Je wichtiger ein Bereich oder eine Funktion ist, desto mehr Platz nimmt er bzw. sie auf der Darstellung ein. Erstaunlicher-
weise nimmt der Mund-Gesichts-Bereich fast die Hälfte des motorischen
Homunkulus ein (genau wie die Sinneseindrücke)!*

110

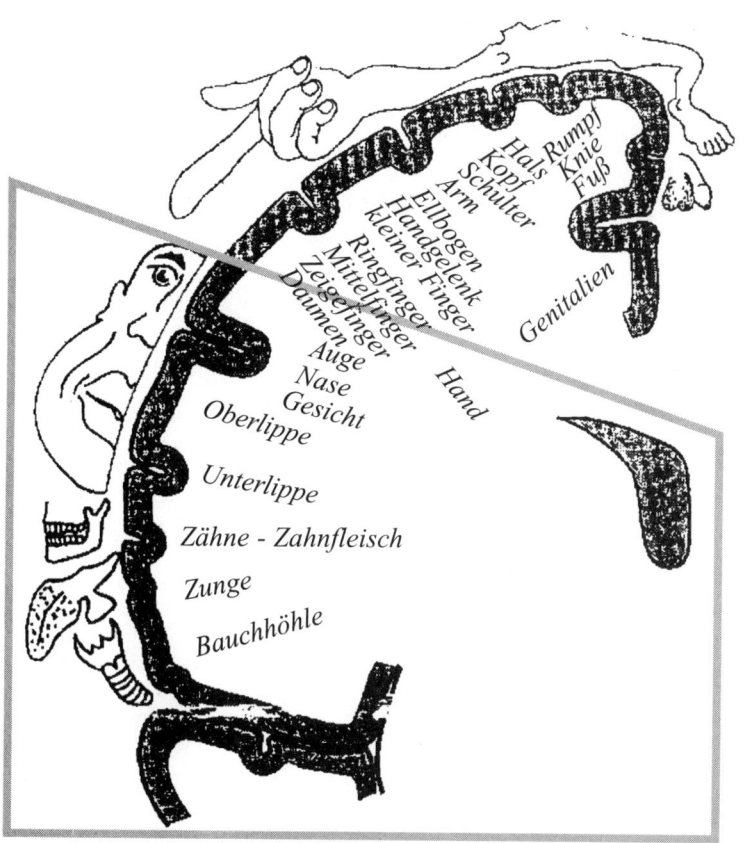

Abb. 6a *Sinneseindruck-Homunkulus*

Der Mund ist ein mit Bedeutung und Symbolik beladenes Organ. Der Verlust der Zähne wird in der Psychologie als Verlust der sexuellen Potenz geträumt bzw. aufgefaßt. Im Volksmund heißt es „sich in etwas verbeißen".

3 - Der Mund ist die erste Stufe des Verdauungsapparates, denn das Kauen und die Sekretion von Speichelenzymen haben im Verdauungsprozeß eine grundlegende Funktion.

4 - Er ist ganz besonders wichtig für die Atmung.

Außerdem bewirkt die besondere Situation des Mundes, daß er

direkt mit den anderen Körperteilen verbunden ist, und wir sind der Meinung, daß der Zustand des Mundes in der Tat den Gesundheitszustand des gesamten Organismus widerspiegelt.

Bedeutung des Mund-Zahn-Bereichs bei der Hirndarstellung

Schon seit langem weiß man, daß der äußerste Teil des Gehirns (Hirnrinde) ein „Bild" des Menschen enthält, das „Homunkulus" genannt wird.

Diese Darstellung hat nichts mit der menschlichen Anatomie zu tun. Je wichtiger ein Körperbereich ist, desto größer ist er dargestellt. So nimmt der Zahnbereich - sowohl die motorische als auch die Sinnesfunktion - etwa die Hälfte der Hirnrinde ein (Abb. 6 und 6a).

Wenn nun der Zentralstelle, die das Gehirn ja ist, von den Empfindungsnerven des Mund-Zahn-Bereichs zahlreiche falsche Informationen übermittelt werden, sind auch die Befehle, die von diesem Bereich als Reaktion in den gesamten Organismus ausgehen, nicht der Situation angepaßt.

Auf diese Weise können durch Störungen im Mund-Zahn-Bereich an allen organischen Systemen (Atemsystem, Hör-, Genital-, Verdauungsapparat etc.) schwerwiegende Störungen entstehen, die allerdings wieder zurückgehen, sobald der Störbereich wieder in Ordnung gebracht wird.

Weitere Beziehungen zwischen Mund und Organismus

Die Gesichtsmuskulatur drückt spontan und automatisch Freude und Überraschung aus, aber auch Haß, Angst und alle anderen Gefühlsregungen. Und genau diese Muskulatur betrifft das Kauen, das Schlucken und die Stimmbildung. Die Mundhöhle ist folglich von den Muskeln her mit dem gesamten Gesicht und mit dem Kopf verbunden. Jede Störung des Mundes hat Auswirkungen auf die Gesamtheit.

Andererseits bergen das Knochengerüst und die Kopfmuskeln Triggerpunkte oder Schmerzpunkte (auch „Trigger-Zonen" genannt), die auf den gesamten Organismus Einfluß haben (Abb. 7). In der Osteopathie sind dies Punkte, die entweder Schmerzen oder andere Reaktionen auslösen, die für jeden Punkt spezifisch sein können oder auch nicht.

Die Manipulation dieser Punkte ruft stets dieselben Reaktionen hervor: Entspannung eines Muskels oder einer Muskelgruppe, Lockerung einer Anspannung in den inneren Organen, Verbesserung des Blut-, Lymph- oder arteriellen Kreislaufs in einem gesamten Bereich. Diese spezifischen Punkte sind alle registriert und den Osteopathen bekannt, obwohl sich jeder Praktiker seiner eigenen Erfahrung bedient und seine eigenen Punkte besitzt.

Aufgrund ihrer zentralen Position spielt die Mundhöhle eine ganz entscheidende Rolle für den Mechanismus der Triggerpunkte im Gesicht und am Kopf.

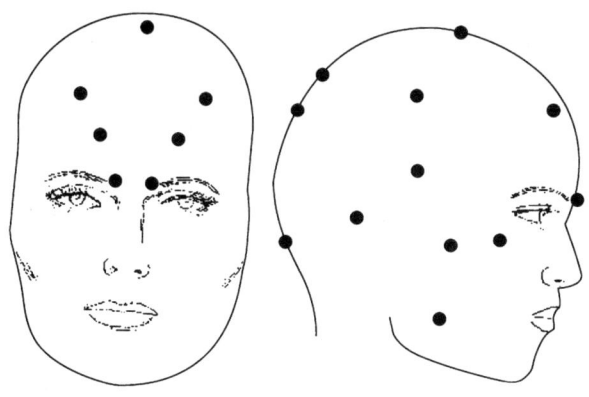

Abb. 7:   *Triggerpunkte im Gesicht und am Kopf*

Die Odonto-Stomatologen (spezialisiert auf Zahn- und Mund-heilkunde) spielen eine ganz wichtige Rolle. Die Arbeit des Zahn-arztes hat, wenn sie sich auch auf die Zähne und das Stützgewebe beschränkt, Auswirkungen auf den gesamten Organismus. Man kann sagen, daß die Odonto-Stomatologen aufgrund der Konsequenzen, die ihre Behandlungen auf das Nerven- und das endokrine System haben, Neurologen und Endokrinologen erster Ordnung sind. Lei-der sind sie sich dessen nicht immer bewußt.

Die Zähne sind in der Tat Organe von allergrößter Bedeutung. Wenn dies nicht so wäre, hätte die Natur einen großen Irrtum be-gangen. Denn zwischen dem 26. und 30. Tag des Embryonalstadi-ums, während sich das Zentralnervensystem vom Neuralrohr aus-gehend differenziert, entwickeln sich die Zähne (abgesehen vom Zahnschmelz) und der Kiefer aus der Neuralleiste. Das endokrine System nimmt eine parallele Entwicklung.

Das Zahnsystem, das gesamte Nervensystem und das endokrine System haben sich folglich aus denselben embryologischen Elementen differenziert.

Die Gehirnchirurgie arbeitet mit einer lückenlosen Genauigkeit und einer Technologie von sehr hohem Niveau. Die Spezialisten für diejenigen Organe, die aus der Neuralleiste und dem Neuralrohr ent-standen sind, sind äußerst qualifiziert, und ihre Behandlungen ab-solut präzise. Wenn die Odonto-Stomatologen Zähne plombieren oder ziehen, eine Zahnfüllung, eine Krone oder eine Brücke, oder sogar eine Teil- oder Ganzprothese anpassen, sollten sie nicht weni-ger sorgfältig vorgehen!

Bestandteile des Mundes

Das Knochengerüst

Es besteht aus:

- dem Unterkiefer mit den beiden nach oben ragenden Seiten-
  partien, die durch das Schläfen-Kiefer-Gelenk mit dem Schädel beweglich verbunden sind. Seine einzigartige Besonderheit
  ist, daß er aus zwei symmetrischen Knochen gebildet wird, die
  im vorderen Bereich zusammengeschweißt sind und ein be-
  wegliches Ganzes darstellen;
- dem Oberkiefer, der ebenfalls aus zwei Knochen besteht, die
  in der Längsachse in der vorderen Schädelpartie miteinander
  verbunden sind;
- dem Zungenbein in Hufeisenform unter dem Unterkiefer.

Die Zähne

Die 32 Zähne werden unterteilt in:

- 8 Schneidezähne,
- 4 Eckzähne,
- 8 vordere Backenzähne,
- 12 Mahlzähne.

Die Zahnkrone befindet sich außerhalb des Knochens, die Zahnwurzel ist im Knochen eingeschlossen. Die Zahnkrone ist mit Zahnschmelz bedeckt, die Zahnwurzel mit Zement. Die zentrale Partie
wird Pulpa genannt. Sie enthält Blutgefäße, Nerven und andere Gewebe. Sie trägt zur Ernährung des Zahnes bei und spielt aufgrund
der hier liegenden Nerven eine ganz entscheidende Rolle.

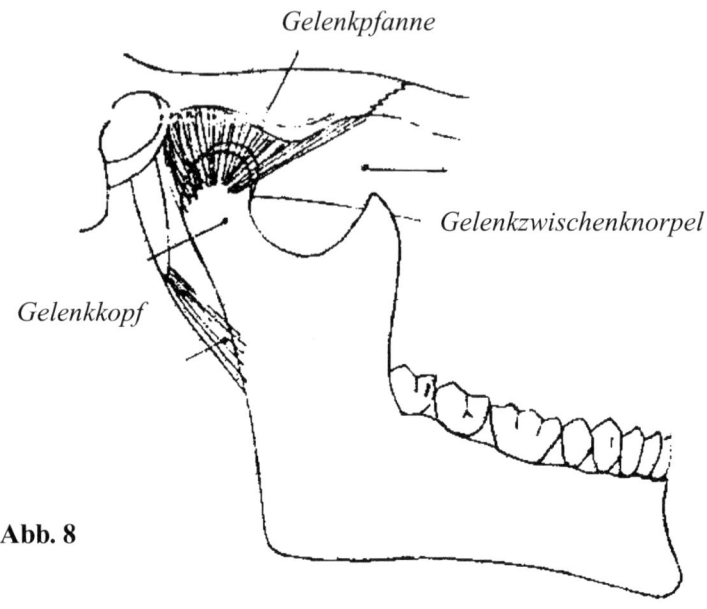

Gelenkpfanne

Gelenkzwischenknorpel

Gelenkkopf

Abb. 8

Die Gelenk-Gewebe

Im Kiefer-Schläfen-Gelenk kleiden sie die Gelenkpfanne und den Gelenkkopf aus, sie bilden den Gelenkzwischenknorpel und die anderen Organelemente.

Man trifft sie auch rund um die Zähne an, wo sie das eigentliche Periodontium (Zahnwurzelhaut) im Aufhängungssystem des Zahnes in seinem Knochenzahnfach bilden.

Die Kiefergelenk-Muskulatur

Sie besteht aus 64 Muskeln, die den Unterkiefer kontrollieren, und ist, wie später erklärt wird, durch die gebündelten Aponeurosen (Sehnenhaut) mit der gesamten organischen Muskulatur verbunden.

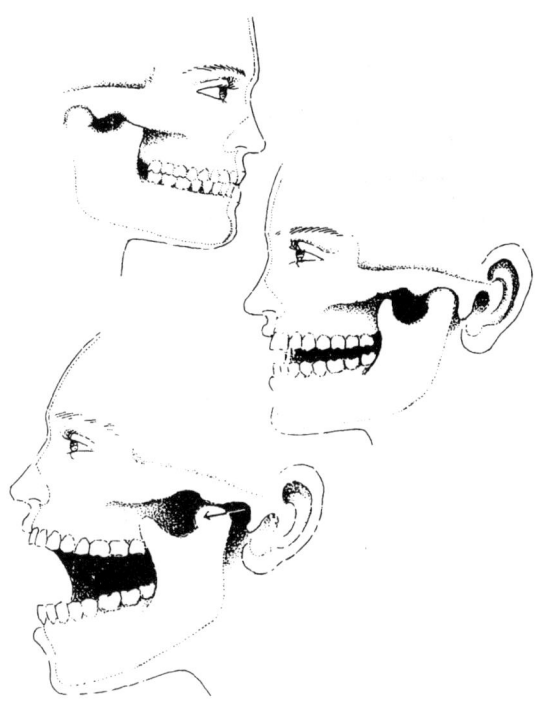

Abb. 9

Die beiden grundlegenden Mundpositionen sind:
- Ruheposition,
- Okklusionsposition (Schlußbißstellung).

Diese beiden Positionen werden durch Öffnen und Schließen des Mundes eingenommen (Abb. 9).

Die Okklusionsposition, die uns hier interessiert, ist die Position, in der eine möglichst große Anzahl Zähne einander berühren.

Die Ruheposition

Ruheposition bedeutet, daß die den Unterkiefer betreffenden Muskeln sowie eine Reihe anderer Muskeln unter geringstmöglicher Spannung stehen. Dies ist gegeben, wenn der Unterkiefer lange im Gleichgewicht gehalten werden kann. In dieser Position erreichen alle Hals- und Kopfmuskeln ihre physiologische Länge. Schon vor dem Wachsen der Milchzähne bis zum Ausfallen oder Ziehen des letzten Erwachsenen-Zahnes ist die Ruheposition *bemerkenswert stabil*. Sie hängt vollkommen von den Muskeln ab, die den Unterkiefer kontrollieren, und wir kehren automatisch vor und nach jeder Bewegung in diese Position zurück. In entspanntem Zustand wählen wir spontan meistens diese Position.

Die Ruheposition des Unterkiefers kann jedoch durch Spannkraftfaktoren (Muskelkontraktion und -entspannung) beeinflußt werden. Bei Abgespanntheit oder Krankheit zum Beispiel stellt man eine Abnahme der Muskelspannung fest (Hypotonizität), in anderen Fällen (Nervosität) eine Zunahme (Hypertonizität). Im letzteren Falle sind die Muskeln zu stark angespannt und können sich nicht mehr richtig entspannen. Der Leser wird erstaunt sein über die Anzahl der Muskeln, die an der Ruheposition des Kiefers beteiligt sind: es sind 80!

In der Ruheposition befinden sich diese Muskeln und Bänder jedoch nicht in einem völlig entspannten Zustand. Einige Fasern sind teilweise kontrahiert, um die Stabilität der Skelettstruktur und die Assoziationsfunktionen mit den anderen Muskeln zu gewährleisten.

Bei einem normalen Schlußbiß entspricht der Muskeltonus, der zur aufrechten Haltung des Skeletts nötig ist, genau der Länge der Muskeln in physiologischer Ruhestellung.

Bei einem defekten Gelenk sind wir mit einer neuromuskulären Funktionsstörung konfrontiert: Die Ruheposition wird pathologisch und instabil. In diesem Fall können die Muskeln und die Bänder ihre physiologische Ruhe-Position und Ruhe-Dimension nicht halten. Folglich entstehen pathologische Veränderungen, die von unangemessenen Muskelkontraktionen herrühren.

Man darf nämlich nie die *gegenseitige Abhängigkeit* aller Skelettmuskeln aus den Augen verlieren: Wenn eine Muskelgruppe sich im Ungleichgewicht befindet, müssen alle anderen Muskeln dies kompensieren, was das gesamte Individuum völlig aus dem Gleichgewicht bringen kann.

Der Freiraum zwischen den Zahnreihen

Zwischen der Ruheposition und der Okklusionsposition existiert zwischen den Ober- und den Unterkieferzähnen ein Freiraum von normalerweise 2 mm. Wenn er zu groß ist, ist generell eine Muskelstörung beim Kauen und Gähnen vorhanden.

Die normale Okklusionsposition

Man kann sie definieren als diejenige Position, in der alle Zähne miteinander in Beziehung stehen und gewährleisten, daß alle von ihnen abhängigen Strukturen sich im Gleichgewicht befinden.

Diese Position betrifft die 32 Paare Eßmuskeln!

B - MISSOKKLUSION (BISSANOMALIE) UND ZAHNSYNDROM

Wir haben soeben gesehen, daß nahezu 50 % der Hirnfunktionen die Zähne, den Mund und ihre Physiologie betreffen, und daß im Gesicht außerdem Zonen mit auslösenden Mechanismen liegen, die den gesamten Organismus beeinflussen können (Trigger-Zonen). Man versteht nun, daß die Störungen im Bereich des Mundes und des Gesichts eine grundlegende Bedeutung für das gesamte Individuum haben.

Das Zahnsyndrom bezeichnet die Gesamtheit der bei dieser Gelegenheit beobachteten Symptome. Es entsteht aus einer Ursache, die erheblichen Streß auslöst und verlangt vom Individuum eine Reaktion mit Entstehen des allgemeinen und lokalen Adaptationssyndroms.

Wie wir in diesem gesamten Kapitel sehen werden, führen pathologische Mißokklusionen zu einem Ungleichgewicht der Unterkiefermuskeln. Diese neuromuskulären Störungen greifen die folgenden vier großen Funktionen an:

– das Schlucken (den Speichel herunterschlucken),

– die Atmung,

– das Kauen,

– die Stimmbildung (Sprache).

Diese vier großen Funktionen sind jedoch sehr eng miteinander verbunden, und ihre jeweilige Funktionsweise greift eng ineinander. Die Sinnesimpulse vom und zum Gehirn werden folglich an ihren Relais gestört: So rufen sie vollkommen ungeregelte Muskelkontraktionen hervor. Dies führt zu:

– einem unangebrachten Muskeltonus,

– Spasmen,

– letztendlich zu Degenerationsphänomenen.

Mißokklusion und Streß

Eine Mißokklusion besteht aus mehreren anomalen Zahnbeziehungen in einer oder mehrerer der drei Raumebenen: vertikal, transversal und sagittal.

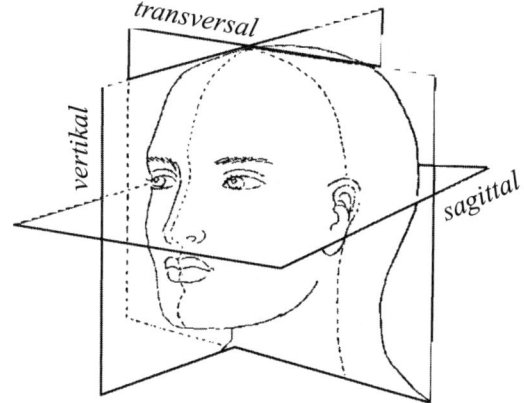

Abb. 10: *die drei Ebenen*

Diese fehlerhaften Beziehungen zwischen den Zahnbögen führen sehr häufig zu einer Verringerung der vertikalen Dimension des Mund-Zahn-Bereiches (unterer Gesichtsschädel).

Wenn zum Beispiel - was sehr häufig der Fall ist - die oberen Schneidezähne anomal weit über die unteren hinausragen (Supraokklusion oder Überbiß), sind manche Muskelgruppen überspannt und andere überdehnt. Dies führt zu einer Verringerung des Muskeltonus. Die Synchronisierung der Kaumuskeln ist nicht mehr gegeben, und es kommt beim Kauen zu Knack-Phänomenen. Ein pathologisches Verhältnis zwischen den beiden Zahnbögen (d. h. bei Mißokklusion) verursacht schwerwiegende Veränderungen im empfindlichen neuromuskulären Gleichgewicht in diesem Bereich.

Die Unterkiefer-Ruheposition ist folglich instabil durch die Muskelrestspannungen. Manche Autoren sind der Meinung, daß die zum Gehirn geleiteten Sinnesimpulse durch ungeordnete Kontraktionen der Eßmuskeln gestört werden. Gestört werden sie ebenfalls durch jeglichen übermäßigen Druck auf einen Zahn oder auf eine Zahngruppe.

Die Störungen des sensorischen Nervensystems wirken sich auf das motorische Nervensystem aus, was auch erklärt, daß die Muskelkontraktionen schlecht synchronisiert sind, und daß die Ruheposition nicht mehr existiert.

Bei der Mißokklusion unterscheiden wir zwei Ursprünge: angeboren oder erworben.

In die erste Kategorie gehören transversale Mißbildungen, die zu einem schlechten Ineinandergreifen der Zähne führen. In diesem Fall ragt der obere Zahnbogen sichtlich so weit über den unteren Zahnbogen hinaus, daß alle Zahnkontakte gestört sind.

Auch eine exzessive Entwicklung des Unterkiefers beeinträchtigt die Beziehungen zwischen den Zähnen der beiden Zahnbögen und führt schließlich zu einer Verringerung der vertikalen Dimension der unteren Gesichtshälfte zwischen dem Punkt unter der Nase und dem Punkt unter dem Kinn.

Diese vertikale Verringerung finden wir bei den meisten Mißokklusionen, die wir beschreiben und die den Osteopathen und Naturheilkundler der Zahn- und Mundmedizin interessieren (die Chiro-Osteopathie ist ganz natürlicherweise ein Teil der Naturheiltherapie).

Andere angeborene Ursachen für die Verringerung der vertikalen Dimension sind:

- Störungen beim Durchbrechen der endgültigen Zähne nach dem Milchzahngebiß,
- vorzeitiger Verschleiß eines Emails von schlechter Qualität,
- angeborene Dysplasien (Fehlentwicklung eines ganzen Zahnes oder eines Teils),
- Mikrodontien (unzureichende Zahngröße)
- angeborenes Fehlen der Zahnanlagen (Agenesie).

Die zweite Kategorie ist die erworbene Verringerung der vertikalen Dimension, für die es drei Ursachen gibt:

- unzureichende Zahnpflege,
- ärztliche Einwirkung, z. B. fehlerhafte Behandlung,
- Streß.

Unzureichende Zahnpflege

Die „Praktiker der Zahnkunst" treffen oft auf Patienten mit ausgefallenen oder unzureichend ersetzten Backenzähnen, entweder, weil die Patienten die Investition in einen Zahnersatz nicht für notwendig hielten, oder weil die finanzielle Lage ihnen die Anschaffung nicht ermöglichte.

Die Politik der französischen Krankenkasse begünstigt natürlich den Zahnersatz nicht, da sie die Kosten für zu hoch hält! In der Öffentlichkeit stößt man auf Informations- und Motivationsmangel, so daß viele Menschen (darunter auch viele „Gutsituierte") das Ersetzen fehlender Zähne nicht für unbedingt erforderlich halten.

Mangelnde Motivation äußert sich auch durch:
- vorzeitigen Ausfall der Milchzähne durch mangelnde Pflege,
- unbehandelte Zahnbetterkrankungen.

Beschwerden durch ärztliche Fehlbehandlung

Die Ursachen sind:
- entweder überflüssiges Ziehen von Zähnen, das Ergebnis einer katastrophalen Politik im Bereich der Kostenerstattung für Zahnbehandlungen (Diktatur der französischen Krankenkasse),
- oder schlecht angepaßte Zahnprothesen. Es handelt sich hier um Prothesen, die ganz beträchtlichen Krafteinwirkungen ausgesetzt sind, deren Art, Intensität, Dauer und Richtung oft nur

schwer zu ermitteln sind. Trotz seines Wissens und seiner Bemühungen ist der Praktiker an der Basis nicht immer in der Lage, eine präzise Studie durchzuführen und sieht sich so mit Schwierigkeiten konfrontiert, die seine Kenntnisse übersteigen. Angst und bange werden kann einem, wenn man an die Katastrophen denkt, die durch Prothesen verursacht werden, die direkt von Zahntechnikern eingesetzt werden (die sich pompös „freie Prothesenhersteller" nennen), denen jegliche Qualifikation fehlt, sowohl professionell als auch legal, um diese äußerst delikate Tätigkeit auszuüben!

– Erkrankungen des Zahnschmelzes, die durch die Einnahme von Fluor entstehen.

Der Streß

Das meist nächtliche Zähneknirschen und das Verkrampfen der Kiefer nutzt die Zähne ab bzw. drückt sie in das Zahnbett hinein, was zu einer Verringerung der vertikalen Dimension der unteren Gesichtshälfte führt.

Streß, der für das Einsinken der unteren Gesichtshälfte verantwortlich ist, äußert sich auch durch Muskelspasmen (beim Kind), die das Durchbrechen der Dauerzähne verhindern.

Verringerung der vertikalen Dimension		Anzeichen auf dem Röntgenbild, die mit der Verringerung der vertikalen Dimension einhergehen
angeborene Ursachen	erworbene Ursachen	
- transversale Mißbildungen - fehlende Zahnbakterien - Mikrodontie - Störungen beim Durchbrechen der endgültigen Zähne nach dem Milchzahngebiß, - Dysplasien mit sehr raschem Zahnverschleiß	- Muskelspasmen, die das Durchbrechen der Zähne verhindern, - Streßäußerungen: Zähneknirschen und Kieferverspannungen, die zum Eindringen der Zähne in die Alveolen und zu einem anomalen Zahnverschleiß führen - Sensibilisierung des Zahngewebes durch eine giftstoffhaltige Ernährung - unzureichende Zahnpflege und ungenügender Zahnersatz - Parodontoseerkrankungen - fehlerhafte ärztliche Behandlung	- Unterkiefer-Retroposition (Rückwärtsverlagerung) - Rückwärtsverlagerung der Gelenkköpfe in den Gelenkpfannen - Rückwärtsverlagerung des Zungenbeins - Zusammendrücken der Halswirbel - Störung der normalen Wirbelsäulenkrümmung nach vorn

Abb. 11

Die Kaumuskeln

Das Schläfen-Unterkiefer-Gelenk, das den Unterkiefer mit dem Schädel verbindet, ist ein Gelenk, das mit den anderen Gelenken nichts gemeinsam hat. Außerdem wird es durch nicht weniger als 32 Muskelpaare betätigt.

Es sind zahlreiche Untersuchungen über die Dynamik des Unterkiefers bei Öffnungs- und Schließbewegungen (Abb. 8 und 9) angestellt worden. Sie haben gezeigt, daß die normale Kieferbewegung einem einfachen Weg mit Anstieg und Abstieg folgt, wobei der Gelenkkopf (der männliche Teil) nur sehr begrenzt in der Gelenkpfanne (dem weiblichen Teil des Gelenks) hin- und hergleitet.

Ganz anders verhält es sich natürlich bei einem Kau-Ungleichgewicht, das Störungen im Bereich dieses Gelenks hervorruft. Forscher haben herausgefunden, daß der Unterkiefer beim Kauen eine richtiggehende Schwebebewegung ausführt. Man hat festgestellt, daß diese Bewegung mit dem neuromuskulären System des Unterkiefers in enger Verbindung steht. Man weiß, daß die Gelenkpfanne eine S-förmige Oberfläche hat. Einige Untersuchungen haben bewiesen, daß die Bewegung des Gelenkkopfes bei Öffnungs- und Schließbewegungen bei nicht gestreßten Personen (oder besser gesagt, bei „minimal gestreßten") einer geraden Linie folgt (während sie bei gestreßten Personen S-förmig verläuft, entlang der Gelenkoberfläche).

Alles läuft also so ab, als ob die Schläfen-Unterkiefer-Gelenke nicht als Rotationszentrum dienten, und die über und unter dem Unterkiefer liegenden Muskeln *im streßfreien Zustand* alle Bewegungen kontrollierten, *da das wahre Rotationszentrum zwischen dem ersten und dem zweiten Halswirbel liegt.* Das Schläfen-Unterkiefer-Gelenk wäre demnach ein einfaches Organ zur *Herstellung des Gleichgewichts* der Kaufunktion. Die normale (und demnach physiologische) Ruheposition entsteht einerseits aus der funktionellen

126

Okklusionsposition und außerdem aus einem harmonischen Freiraum. Wenn der Freiraum zu groß oder zu klein ist, degeneriert das Muskelgewebe, und es stellt sich ein Funktionsverlust ein. Der erfahrene Praktiker wird die Kaumuskeln abtasten und entweder eine Kontraktionsschwäche oder einen vollständigen Verlust der Muskelkontraktion feststellen. Diese Untersuchung wird zu Beginn der Behandlung vorgenommen und mit den kräftigen Kontraktionen derselben Muskeln nach erfolgter Behandlung verglichen. Außerdem wird man nach der Behandlung feststellen, daß die Beschwerden und Schmerzen, die im Bereich des Schläfen-Unterkiefer-Gelenks angesiedelt waren, beseitigt sind. Diese Beschwerden des Schläfen-Unterkiefer-Gelenks, die sich üblicherweise gleichzeitig mit dem Ungleichgewicht der Kaumuskeln einstellen, dürfen jedoch nicht als Ursache interpretiert werden, sondern müssen als eine Auswirkung betrachtet werden.

Dysharmonien der Kaumuskulatur sind im Laufe der Zeit unweigerlich die Ursache für schwere Störungen im gesamten Organismus. Sie ziehen das Skelett, das Nervensystem, das Gefäßsystem und die Genitalien in Mitleidenschaft und beeinträchtigen den gesamten Patienten zutiefst.

Nur der über diese Probleme informierte Zahn-Naturheiltherapeut kann nutzbringend eingreifen, indem er einen korrekten interokklusiven Zwischenraum, harmonische Beziehungen zwischen Ober- und Unterkiefer und eine physiologische Unterkiefer-Ruheposition wiederherstellt.

Muskelkontraktionen (oder Muskelkrämpfe) können als eine umkehrbare und unfreiwillige Verkürzung der Kaumuskeln definiert werden. Diese Störung führt zu Beschwerden im Bereich des Schläfen-Kiefer-Gelenks, die sich generell durch Schmerzen äußern. Sie haben außerdem eine begrenzende Wirkung auf die Kaubewegungen. Die Muskelkrämpfe sind in der Lage, sich sehr weit auszubreiten: *Sie gehen von nur einigen Fasern aus und erreichen rasch eine ganze Muskelgruppe.* In einem fortgeschrittenen Stadium werden sie chronisch, und die umliegenden Gewebe werden in Mitleidenschaft gezogen.

Die pathologische Okklusion (fehlerhafter Gebißschluß zwischen dem Unter- und dem Oberkiefer) verursacht einen wahren Teufelskreis (Abbildung 12), der eine neuromuskuläre Störung in dem ganzen Bereich hervorruft.

Denn da der gesamte Unterkiefer keine physiologische Beziehung zum Oberkiefer hat, befinden sich die Muskulatur und die umliegenden Sehnen und Bänder automatisch in einer anomalen Lage. Da der Muskelreflex bestrebt ist, den Unterkiefer in die Normalposition zurückzuversetzen, werden alle Muskeln ständig gefordert und - ohne daß eine Bewegung stattfindet - kontrahiert, was zu einem chronischen Muskelkrampf führt.

Der exzessive und pathologische Druck, den die Gewebe um das Schläfen-Unterkiefer-Gelenk aufgrund der Kaumuskeln aushalten müssen, führt „bestenfalls nur" zu einer Degenerierung dieses Organs.

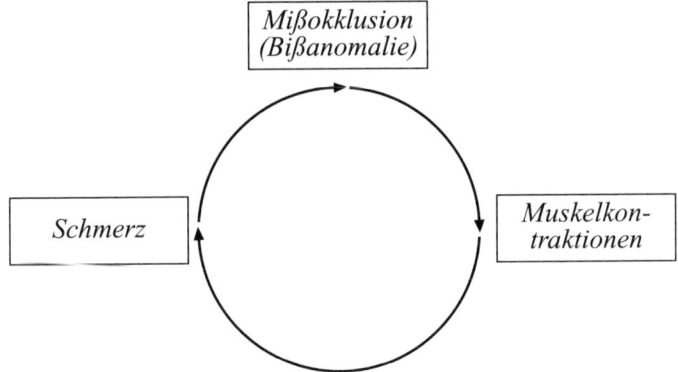

Abb. 12: *Die Mißokklusion (unkorrektes Ineinandergreifen der oberen und unteren Zähne) verursacht Muskelkontraktionen (Muskelspasmen), die Schmerzen hervorrufen, die wiederum die Mißokklusion begünstigen.*

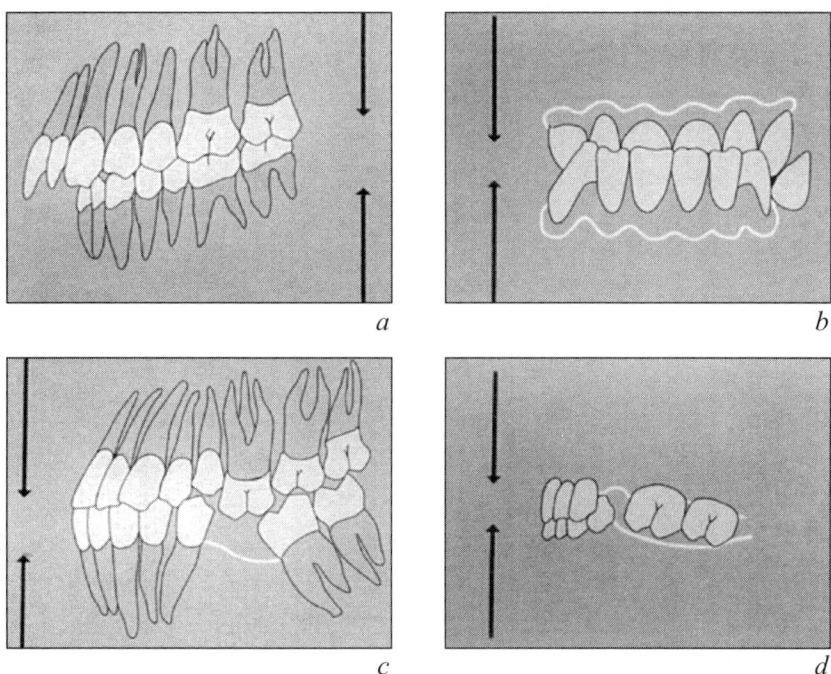

a   b

c   d

Abb. 13: *einige Beispiele für häufige Fälle von Mißokklusion (Bißanomalie)*

a) angeborene Mißokklusion mit überstehendem Oberkiefer Klasse II mit vertikaler Verringerung (Kaninchengebiß).
b) angeborene Mißokklusion mit vorstehendem Unterkiefer Klasse III mit Verringerung der vertikalen Dimension (vorspringendes Kinn).
c) erworbene Mißokklusion, ein einziger Zahn fehlt: in den drei Raumebenen ist alles aus dem Gleichgewicht geraten.
d) erworbene Mißokklusion, keine Zähne mehr vorhanden: Einbrechen der vertikalen Dimension mit beträchtlichem Ungleichgewicht.

In Wirklichkeit rufen sie in den meisten Fällen wesentlich schwerwiegendere Gelenkstörungen hervor. Die unkontrollierten oder dysharmonischen Kontraktionen der Muskulatur führen zu einer Verschiebung der Gelenkscheibe, wobei diese sich in einer anomalen Lage im Verhältnis zum männlichen Gelenkteil (Unterkiefer-Gelenkkopf) bzw. zum weiblichen Gelenkteil (Gelenkpfanne) stabilisiert. Die auf diese pathologische Okklusion zurückzuführenden Mikro-Traumata wirken sich auch auf die Nährstoffversorgung des Schläfen-Unterkiefer-Gelenks aus. Es stellt sich eine mangelnde Schmierung des Gelenks ein, die zu Dehnungen, Kompression und zu Rissen des Gelenkgewebes führt. *Diese Artikulation gehört jedoch zu denen, die am wenisten regenerierfähig sind.* Meistens wird das ganze Ausmaß des Schadens erst bei einem chirurgischen Eingriff deutlich, dann ist es aber oft schon etwas spät, um noch einschreiten zu können.

Auswirkungen auf Kopf und Hals

Forscher und Praktiker konnten den Beweis erbringen, daß ein unkorrektes Funktionieren der Muskeln (Dysfunktion) auf lokaler Ebene oft zu Schmerzen führt, und daß die so hervorgerufenen Störungen sich auf den gesamten Organismus auswirken. Kopf- und Nackenschmerzen in Verbindung mit Muskelstörungen und Beschwerden im Schläfen-Unterkiefer-Gelenk sind charakteristisch. Diese Schmerzanfälle, die auf eine erhöhte Stimulierung der Nerven zurückgehen, zeichnen sich durch einen kontinuierlichen, dumpfen Schmerz ohne spontanes Nachlassen aus, der durch Kieferbewegungen vorübergehend verschlimmert wird. Die Lokalisierung kann sehr unterschiedlich sein: Er kann von der Stirn, den Schläfen, dem Scheitelbein, dem Hinterkopf, der Nase, dem Unterkiefer- und Ohrbereich und von den Halswirbeln ausgehen.

Seltener tritt der Schmerz an anderen Stellen auf:
– Hals,
– Zähne,
– weicher und harter Gaumen,
– Kieferhöhle,

- Drüsen unter dem Kiefer,
- am Ohr führt die Muskel-Dysfunktion zu Gefäßstörungen und zu den weiter oben aufgeführten pathologischen Veränderungen, darunter Tinnitus.

Außerdem hat sich bestätigt, daß sehr viele Erkrankungen auf Auslösemechanismen zurückzuführen sind, die in den Gesichtsmuskeln lokalisiert sind.

Diese sind sehr gut dazu in der Lage, Reflexe zu erzeugen und sind zum größten Teil in die Unterkieferbewegungen miteinbezogen.

Die Störungen reichen von vorübergehendem Hinken bis zu hartnäckigen Kopfschmerzen, Schmerzsyndrom der Schulter, Schiefhals, Angina pectoris, Herzmuskelinfarkt, Hexenschuß, Schwindel usw. Man hat sogar einen Zusammenhang zwischen Hysterie und der Erregung von myofaszialen (die Muskelscheiden betreffenden) Reflex- und Triggerzonen bewiesen.

Zusammenfassung

Die Synchronisierungsstörungen der Unterkiefermuskeln führen zu einem starken Ungleichgewicht mit Verlust des Muskeltonus und langfristig zu einem wahren Zusammenbruch dieses Bereiches. In diesem Fall sind wir mit Störungen der Nervenleitung konfrontiert, die vom Zahnstützgewebe über die Kaumuskulatur bis zum Gehirn geht. Der auf Abbildung 14 beschriebene Teufelskreis stellt sich ein, und von den Gesichtstriggerzonen aus können charakteristische Schmerzen sowohl in Kopf und Hals als auch in den weiter entfernten Teilen des Organismus entstehen. Der Patient erlebt diese Elemente alle als Streßfaktoren und bildet das allgemeine Adaptationssyndrom aus. Bleiben diese Faktoren bestehen, können sie eine Adaptationskrankheit in jedem Teilbereich des Individuums auslösen.

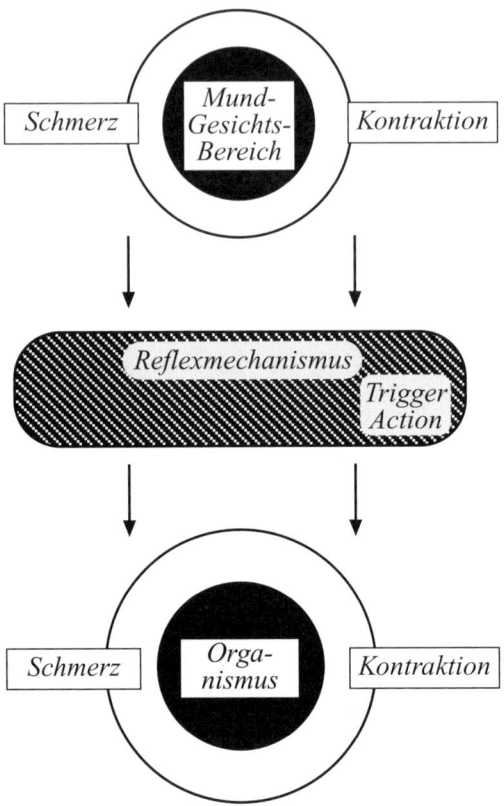

Weiterreichende Auswirkungen von Störungen des Zahngelenks

Abb. 14: *In den Gesichtsmuskeln befinden sich Reflexzonen, die ebenfalls die Ausbreitung von Störungen des Mund-Gesichts-Bereiches auf den gesamten Organismus ermöglichen.*

Die Gesamtheit der Symptome, die an den obengenannten Zahn- und Zahnbereichsstörungen beteiligt sind, nennen wir „Zahnsyndrom".

C - ZAHNSYNDROM UND OSTEO-MUSKULÄRES SYSTEM

Die Häufigkeit der Schluck-, Stimmbildungs-, Atmungs- und Kaubewegungen erklärt die beachtlichen Kräfte, die auf diesen Bereich des menschlichen Körpers (Abb. 15) einwirken: mehrere Tonnen pro Tag!

Dort schöpft das Ungleichgewicht des Okklusionsmechanismus seine zerstörerische Kraft!

Es wird auf das gesamte osteo-muskuläre System übertragen, sowohl, weil die Muskelkontraktionen „ansteckend" sind, als auch aufgrund des „feed-back", das den Kauapparat zur computergesteuerten Kontrollstelle des Gehirns macht.

Wir interessieren uns persönlich seit langer Zeit für die neuromuskulären Störungen, die mit Mißokklusionen einhergehen. Wir wissen heute, daß ein gestörtes Funktionieren einiger Muskeln Störungen des Skeletts und der Muskelstrukturen herbeiführt. Das wichtigste Konzept, das sich aus der Zahnforschung der letzten Jahre herausgebildet hat, ist wahrscheinlich das Konzept des „Zahnsyndroms", das generell die Wirbelsäule und den Atemapparat angreift, was zu physio-pathologischen Störungen im gesamten Organismus führt.

So findet man bei Mißokklusionen fast immer folgende Störungen vor:

– unterschiedliche Schulterhöhe,
– eine Neigung des Kopfes zur erhöhten Schulter,
– gestörte Beziehung zwischen Atlas und Axis (Halswirbel),
– unterschiedlich lange Beine,
– eine Beckenrotation,
– unterschiedlich orientierte Füße,
– eine Skoliose (seitliche Wirbelsäulenverkrümmung),
– übermäßige Krümmungen der Wirbelsäule nach hinten oder nach vorn (Kyphosen und Lordosen).

Mehrere Tonnen täglich

Andererseits stellt man beim Gebißschluß eine verringerte Gesamtmuskelkraft im Verhältnis zur bei geöffnetem Mund aufgebrachten Kraft fest.

Im umgekehrten Fall, wenn das Kausystem nach einer geeigneten Behandlung wieder in Ordnung ist und physiologisch funktioniert, beobachtet man eine allgemeine Besserung der gesamten biologischen Einheit. Die Kiefer, die Zähne, das Zahnbettgewebe, das Schläfen-Unterkiefer-Gelenk und die Kaumuskeln sind nämlich nicht die einzigen Bestandteile des Backenmuskelsystems.

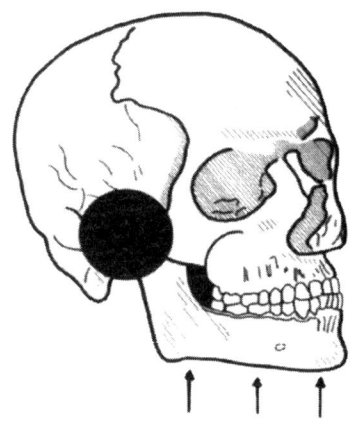

MEHRERE TONNEN TÄGLICH

Abb. 15: *Das Schlucken (wir schlucken unseren Speichel am Tag zweimal pro Minute, in der Nacht einmal pro Minute), Sprechen und Kauen bringen Kräfte auf, die auf mehrere Tonnen täglich geschätzt werden. Bei einem Ungleichgewicht zwischen den oberen und unteren Zähnen wird zuerst das Gelenkscharnier (mit einem Kreis markiert) stark in Mitleidenschaft gezogen, bevor die gesamten Funktionen - physische und psychische - gestört werden.*

Die gesamte Kopf-, Hals- und Schultergürtel-Muskulatur wird in Mitleidenschaft gezogen, wenn das Schlucken, die Atmung, das Kauen und die Sprache nicht im Gleichgewicht sind. Das Zungenbein in der Halsregion gehört ebenfalls zum Zahnmechanismus. Es ist U-förmig wie der Unterkiefer und ist durch eine stark miteinander verflochtene Muskulatur mit dem Unterkiefer und dem hinteren Teil des Schultergürtels verbunden. Diese Muskulatur kontrolliert die Unterkiefer-Funktionen und das Gleichgewicht des Kiefers, des Kopfes, der Schultern und aller umliegenden Strukturen. Im Halsinneren befindet sich jedoch nicht nur der Zungenbeinmechanismus. Hier liegen ebenfalls die Halsschlagader, der Kehlkopf, die Schilddrüse, die Stimmbänder und die dazugehörigen Muskelstrukturen. Das Ganze bildet eine wahrhaftige Brücke zwischen dem Kopf und dem Brustkorb. Wenn sich nur eine dieser Strukturen als Folge einer pathologischen Position des Unterkiefers im Ungleichgewicht befindet, kann es passieren, daß sich die Schluck-, Sprech-, Hör- und Atemfunktionen verändern.

Positionsstörungen führen zu Organverschiebungen, Gefäßverengung, eingeklemmten Nerven, Veränderungen des endokrinen Gleichgewichts, des Blutdrucks, des Herzrhythmus, des Blutbildes, des allgemeinen Metabolismus, der Schilddrüsentätigkeit, der Haut, des Hörvermögens etc.

In diesem Sinne hat ein Forscher die therapeutischen Erfolge der Forschungsarbeiten von ALEXANDER, die die Haltung durch Muskelmanipulationen normalisieren, beschrieben als Siege über eine Reihe von verschiedenen Erkrankungen wie Rheuma, Arthritis, Atembeschwerden, Asthma, Bluthochdruck, Atemschwierigkeiten, Herzerkrankungen, Magen-Darm-Störungen, Sexualprobleme, gynäkologische Beschwerden, Migräne, Depression, veränderter Geisteszustand, Schlafstörungen und eine ganze Palette anderer, sowohl psychischer als auch somatischer Krankheiten.

Die therapeutischen Erfolge, die auf ALEXANDERS Prinzipien der Korrektur der Körperhaltung zurückgehen, sind regelmäßig als Folge der Beseitigung der Mißokklusion zu beobachten!

Das Feedback-Phänomen

Die Therapie von ALEXANDER hat die physiologische Zahnheilkunde zu einem Basiskonzept gemacht. Es hat sich herausgestellt, daß, sowohl bei einem einzelnen Muskel als auch bei einem größeren Muskelkomplex, die Qualität und die Zuverlässigkeit zahlreicher Bewegungen ständig durch das Gehirn kontrolliert werden, und zwar durch den Rückkopplungsmechanismus bzw. das „Feedback".

Das einwandfreie Funktionieren aller Kaumuskeln ist in der Tat ganz besonders wichtig, wenn man bedenkt, daß, wie wir gesehen haben, der „Zahnbereich" fast die Hälfte der Sinnes- und motorischen Funktionen des Gehirns einnimmt.

Die Computerfunktion des Gehirns ist für eine Rückkopplungs-Funktionsweise programmiert. Die Gesichtsmuskulatur äußert jedoch spontan Aufregung, Schrecken, Überraschung und die Mehrzahl der Gefühle. Die Muskelbewegungen, die bei dieser Gelegenheit erfolgen, haben einen entscheidenden Einfluß auf das Gehirn durch den Feedback-Effekt, den Norbert WIENER, der Vater der Kybernetik, beschrieben hat als: „die Art und Weise, eine Einheit korrekt zu steuern, indem ihr das derzeitige Ergebnis mitgeteilt wird, und folglich der Vergleich zwischen dem Ergebnis und dem, was zu Beginn verlangt wurde" (Abb. 16).

Jede Bewegung des Zahnkomplexes verstärkt die Modelle, die das Gehirn vorher registriert hat. Wenn der „Zentralcomputer" mit falschen Informationen gefüttert wird, erhält der gesamte Organismus Informationen, die ebenso falsch sind und als streßerzeugende

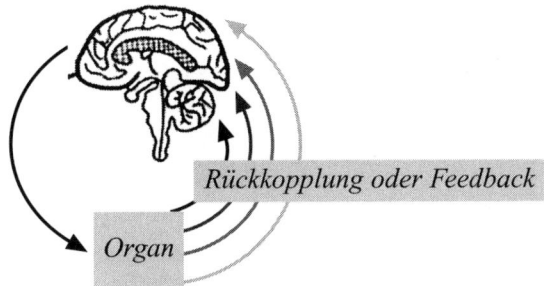

Rückkopplung oder Feedback

Organ

Abb. 16

Faktoren wirken. Das psychische und das somatische System ermüden bei dem Versuch, sich an diesen Zustand ständiger Spannungen anzupassen.

Zahlreiche chronische Erkrankungen oder solche mit ungeklärter Ursache werden durch die „simple" Korrektur einer gestörten und folglich Störungen hervorrufenden Unterkieferstellung beseitigt. Die Energie, die der Organismus aufbringt, um das allgemeine Adaptationssyndrom auszubilden, könnte nutzbringend zum Aufbau von Gewebe- und hormonalen Bestandteilen und zur Reparation der durch Traumata verursachten Schäden verwendet werden, ja sogar den Alterungsprozeß aufhalten, da die organischen Strukturen nur eine minimale Dosis von streßerzeugenden Informationen enthalten.

Da der Druck bei jeder Schluckbewegung auf 1,5 kg geschätzt wird, beträgt die täglich von den Zähnen getragene Last mehrere Tonnen. Noch höher ist sie bei denjenigen, die nachts mit den Zähnen knirschen und denen, die tagsüber „die Zähne zusammenbeißen". Die durch das Kauen erzeugten Stimuli sind so wichtig, daß man mit Recht behaupten kann, daß das *Dentalsystem* durch den Rückkopplungs- bzw. Feedback-Effekt *tatsächlich das elektronische Steuerzentrum des Gehirns ist.*

Alle Muskeln des Organismus stehen
miteinander in Verbindung

Die Anatomie lehrt uns, daß die Kiefer und der obere Teil der Wirbelsäule durch Muskeln, Aponeurosen (perimuskulär) und Bindegewebe eng miteinander verbunden sind. Diese Tatsache erklärt, warum eine Streßreaktion oder Muskelspasmen in dieser Region sich auf andere Organe oder auf andere Muskeln derselben Region und sogar - über gebündelte Aponeurosen - auf wesentlich entfernter liegende Bereiche übertragen (Abb. 17).

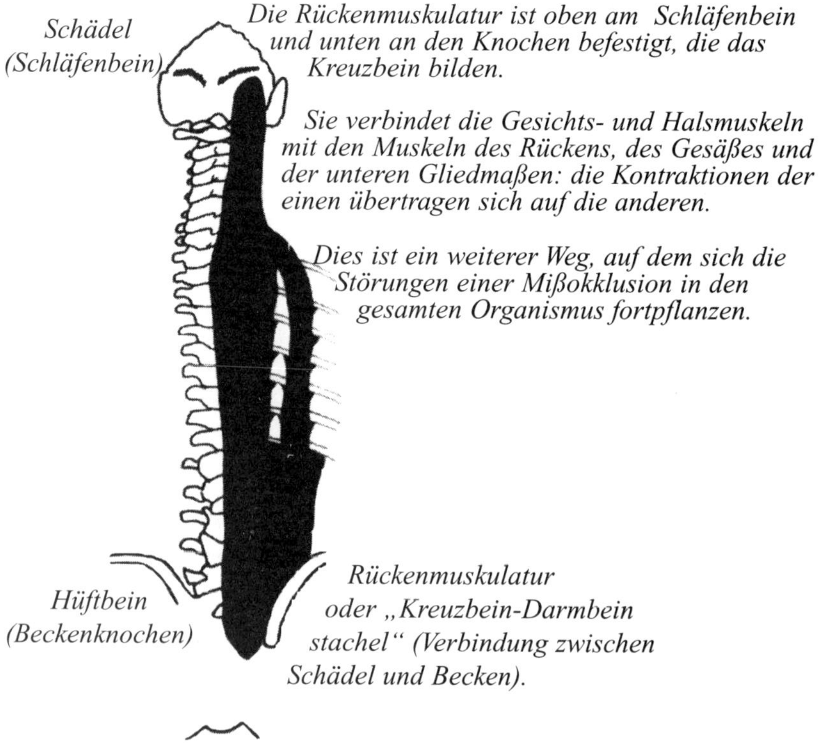

Schädel
(Schläfenbein)

Die Rückenmuskulatur ist oben am Schläfenbein und unten an den Knochen befestigt, die das Kreuzbein bilden.

Sie verbindet die Gesichts- und Halsmuskeln mit den Muskeln des Rückens, des Gesäßes und der unteren Gliedmaßen: die Kontraktionen der einen übertragen sich auf die anderen.

Dies ist ein weiterer Weg, auf dem sich die Störungen einer Mißokklusion in den gesamten Organismus fortpflanzen.

Hüftbein
(Beckenknochen)

Rückenmuskulatur oder „Kreuzbein-Darmbein stachel" (Verbindung zwischen Schädel und Becken).

Abb. 17

138

Die Korrelation zwischen den organischen Systemen wird von mehreren Forschungsarbeiten bewiesen: Sie verdeutlichen die Verbindung zwischen einer modifizierten Beinlänge und der Position der Axis (Halswirbel) auf der gleichen Seite wie die Mißokklusion, die eine Schläfen-Unterkiefer-Störung herbeiführt. Diese wahren Kettenglieder, die alle Muskeln des Organismus verbinden, erklären die Reaktionen der Halsmuskel nach der Spannungsveränderung in einem Beinmuskel. Die Anwendung von Entspannungstechniken hat uns gelehrt, daß die Entspannung der Halsmuskeln eine Lockerung bis in die Zehen bewirkt. Osteopathische Studien nach Beseitigung von Unterkieferspasmen zeigen ganz deutlich eine Haltungsänderung der Patienten. Denn wenn die Spannung und der übermäßige Druck beseitigt sind und ein Gleichgewicht zwischen Ober- und Unterkiefer hergestellt ist, findet der Unterkiefer zu einer korrekten Ruheposition, und alle Halsmuskeln und der obere Teil des Brustkorbs bilden erneut eine harmonische Einheit. Zu Beginn normalisiert sich die Haltung des Kopfes, des Halses und der Schultern. Später stellt man fest, daß das Körpergleichgewicht harmonischer geworden ist.

Zahnsyndrom und Schädelbeschwerden

Die Wiederherstellung des Mund-Zahn-Gleichgewichts hat einen weiteren Vorteil (nicht weniger wichtig als die anderen): Sie entlastet die Schädel-Kreuzbein-Bewegungen, die auf das gesamte osteo-muskuläre System und die dazugehörige Innervation einwirken.

Man hat nämlich beweisen können, daß die Schädelknochen beweglich sind, und daß diese Bewegungen sich bis zum Kreuzbein fortpflanzen. Darüber hinaus hat man festgestellt, daß der anomale

Gebißschluß - ob angeboren oder erworben - die Schädelbeweglichkeit durch die mit ihm automatisch einhergehenden Muskelstörungen stark beeinträchtigt.

Zwei Knochen sind ganz besonders betroffen:
- der Kieferknochen,
- das Schläfenbein.

Der Kieferknochen steht mit 45 % der Schädelknochen in Gelenkverbindung und besitzt enge Verbindungen mit allen Ästen des Trigeminus-Nervs (der das Gesicht und die Zähne durchzieht), die wiederum direkt mit einer der Gehirnhäute verbunden sind: der harten Hirnhaut.

Das Schläfenbein steht in mehr oder weniger enger Verbindung zu neun der zwölf Hirnnervenpaare. Auf ihm setzen außerdem einige Muskeln an, die die Bewegungen der Wirbelsäule und des Kreuzbeins steuern.

Diese Elemente sind verantwortlich für enge Verbindungen zwischen Zahnstörungen und weiter entfernt liegenden Krankheiten.

Der „Atemmechanismus" des Schädels

Als William SUTHERLAND zu Beginn des Jahrhunderts die Chiro-Osteopathie studierte, war er vom Aufbau der Schädelknochen ganz besonders beeindruckt. Ihm schien es, als seien sie zur Beweglichkeit bestimmt. Die zur damaligen Zeit gültige Theorie lautete gänzlich anders: Sie behauptete, daß die Schädelknochen durch Verkalkung zusammengeschweißt seien, und daß so jede Bewegung unmöglich sei. Die einzigen Ausnahmen seien die Gehörknöchelchen und der Unterkiefer.

SUTHERLAND ging von dem Grundsatz aus, daß in der Natur alles seinen Zweck hat. Er studierte gewissenhaft die Gelenke der Schädelknochen und entdeckte ein Mobilitätspotential. Er stellte fest, daß die Bewegungen, die er am Kopf von Patienten verschiedenen Alters ertastete, synchron mit einer Mobilität verliefen, die im Kreuzbeinbereich wahrnehmbar war. Er erklärte diese Synchronisation mit der Kontinuität der harten Hirn- bzw. Rückenmarkshaut vom Hinterhaupt bis zum Kreuzbein. Er beobachtete die Synchronisation in allen normalen Fällen und stellte fest, daß sie bei zahlreichen pathologischen Veränderungen nicht vorhanden war.

Seit den ersten Studien von SUTHERLAND im Jahre 1939 haben mehr als 300 Studien die Mikro-Schädel-Bewegungen bestätigt. Die Gesamtheit dieser winzig kleinen Bewegungen, „Atemmechanismus" des Schädels genannt, wird folgendermaßen unterteilt:

1 - mögliche Bewegungen der Schädelknochen,

2 - die dem Gehirn, dem Rückenmark und deren Ansätzen eigene Beweglichkeit,

3 - mögliche Bewegungen der Schädel- und Rückenmarksmembranen,

4 - Variationen in der Hirn-Rückenmarks-Flüssigkeit,

5 - die unwillkürlichen Bewegungen des Kreuzbeins zwischen den Hüftbeinen.

Durch gegenseitige Beeinflussung ist das Schädel-Kreuzbein-System eng verbunden mit dem:

– Nerven-,

– Gefäß-,

– endokrinen,

– Atem-,

– Lymph-,

– Muskel-Skelett-System.

Wenn das eine oder andere dieser Systeme Struktur- oder Funktionsstörungen aufweist, kann es zu Störungen des Schädel-Kreuzbein-Systems kommen. Ebenso wirken sich strukturelle oder funktionelle Anomalien dieses Systems negativ auf die Funktionsweise oder die Entwicklung des Nervensystems generell und insbesondere des Gehirns aus. Die Schädel-Kreuzbein-Beweglichkeit läßt sich an allen Wirbeln beobachten. Es handelt sich hier nicht um die Bewegungen, die durch die Atmung und die Herz-Gefäß-Aktivität entstehen. Im Kopfbereich ist die Schädel-Kreuzbein-Beweglichkeit am deutlichsten. Mit etwas praktischer Erfahrung läßt sie sich jedoch an jeder Körperstelle wahrnehmen. Diese Mikro-Bewegung hat einen Rhythmus von 6 bis 12 Zyklen pro Minute. In sehr seltenen Fällen hat man einen anderen Rhythmus beobachtet: 3 bis 4 Zyklen bei tiefem Koma durch Hirnverletzung, mehr als 12 Zyklen pro Minute bei Drogen-Überdosis. Die „Atembewegung des Schädels" ist vergleichbar mit der eines Regenschirms, den man öffnet und vorsichtig wieder schließt, oder mit einer Blüte, die dieselben Bewegungen ausführt. Die Bewegungen, die den Schädel-Kreuzbein-Rhythmus ergeben, sind ebenso unveränderbar und unwillkürlich wie das Atem- und Herz-Gefäß-System bei einer körperlichen Tätigkeit oder einer emotionalen Erregung. Das Ertasten der Schädel-Kreuzbein-Bewegung zur Verdeutlichung der Geschwindigkeit, der Amplitude und der Symmetrie liefert uns Informationen und folglich eine Diagnose von unschätzbarem Wert. Ein geringer Schädel-Atmungs-Koeffizient (englisch: C. R. I.) entspricht einer schwachen Widerstandskraft des Körpers und einer schwachen Verteidigungsreaktion, wie wir weiter oben im Fall des Sauerstoffmangel-Komas gesehen haben. Ein hoher C.R.I. wird zum Beispiel bei Kindern mit verstärktem Bewegungsdrang beobachtet, die zusätzlich hohes Fieber haben, was vergleichbar mit einem Koma durch Überdosis ist. Eine Dysfunktion im Schädel-Unterkiefer-Bereich kann den C.R.I. beeinflussen und folglich den Kreislauf der Hirn-Rückenmarks-Flüssigkeit und die Gehirndurchblutung über die Kranzarterie und die innere Kopfarterie verändern.

Seit William SUTHERLAND und seinem beachtlichen Werk über die Schädelbewegungen haben weitere Studien wie z. B. die von Viola FRYMAN diese fundamentalen Entdeckungen untermauert. Sie benutzte feste Transducer auf einem stabilisierten Kopf und folgerte, daß die Schädelbewegungen unabhängig von der Atmung sind, jedoch von ihr beeinflußt werden.

Andere Untersuchungen zum selben Thema befaßten sich mit einem betäubten Primaten: Sie stellten einen Schädelrhythmus von 5 bis 7 Zyklen pro Minute fest, unabhängig von den Herz- und Atembewegungen. Weitere, unabhängig arbeitende Schädelspezialisten entdeckten Verzerrungen bei Anspannungen, Beugungen, Dehnungen und seitlichem Beugen des Kopfes. Ihre Messungen stimmen weitgehend überein.

Im Schädelbereich beobachten wir vier Grundbewegungen:
- Beugungen,
- Dehnungen,
- innere und äußere Drehung.

Bei Beugungen oder Dehnungen werden die Knochen des mittleren Teils des Schädels (Stirnbein, Hinterhauptbein, Pflugscharbein, Keilbein und Siebbein) in Bewegung gesetzt. Die seitlichen Knochen (Schläfenbein, Oberkieferbein, Scheitelbein und Jochbein) werden durch innere und äußere Drehbewegungen bewegt. In der „Einatmungsphase" verkürzt sich der Schädel von vorne nach hinten und dehnt sich seitwärts aus. Das Schläfenbein weitet sich, das Scheitelbein hebt sich, die Keilbein-Hinterhauptbein-Synchondrose (Knorpelfuge) hebt sich, und der Hinterkopf senkt sich wieder. Alle Schädelknochen sind harmonischen und sanften Bewegungen unterworfen. In der Ausatmungsphase erfolgen die gleichen Bewegungen in umgekehrter Richtung.

Die Bewegungen zwischen dem Schädel und dem Kreuzbein

Was sich im Schädel abspielt, finden wir in jeder Hinsicht auch im Kreuzbein wieder. Während der Schädel durch Beugung und Dehnung bewegt wird, macht das Kreuzbein die umgekehrte Bewegung. Das Fluktuieren der Gehirn-Rückenmark-Flüssigkeit wird erleichtert durch Ein- und Ausatmungsbewegungen des Schädels, die sich auf den Schädel und die Kreuzbein-Steißbein-Gegend auswirken.

Die Wirbelsäule gibt diese Ein- und Ausatmungsphasen durch eine harmonische und koordinierte Bewegung wieder. In der Einatmungsphase tendiert die Rückgratverkrümmung nach vorn dazu, sich unter der Einwirkung von Rückwärtsbewegungen der Halswirbel zu begradigen. Die Thoraxkyphose (Wirbelsäulenverkrümmung nach hinten) flacht sich ab unter der Einwirkung von Vorwärtsbewegungen der Brustwirbel. Im Lendenbereich reduzieren die nach hinten gedrückten Wirbel die Krümmung nach vorn. Diese Begradigung der Wirbelsäule, die mit einer Verlängerung des Hirnhautbulbus einhergeht, führt zur Beugung der Keilbein-Hinterhauptbein-Verwachsung, während die harte Hirnhaut gestreckt wird. Bei der Schädelausatmung werden die Rückgratverkrümmungen nach vorn und nach hinten wiederhergestellt, so daß sich die harte Hirnhaut im Beuge- und die Keilbein-Hinterhauptbein-Verwachsung im Streckzustand befindet.

Die Kreuzbeinbewegung ist also stets der Schädelbewegung entgegengesetzt. Das heißt, daß wenn sich ein System im Beugezustand befindet, befindet sich das andere im Streckzustand. Dasselbe gilt für das *Dura-mater-System*: Wenn das harte Hirnhaut-System kontrahiert bzw. gebeugt wird, wird das harte Rückenmarkshaut-System expandiert bzw. gestreckt. Die Homöostase benötigt diese Gegensätzlichkeit des Rhythmus, um die Gesundheit des Organismus aufrechtzuerhalten. Vom rein anatomischen Gesichtspunkt her betrachtet darf man nicht vergessen, daß die harte Hirnhaut durch die Knochennähte verläuft und die Knochenpartien bedeckt und zur äußeren Knochenhaut der Knochenoberflächen wird. Verschiebungen im Bereich der Dura mater, ob harte Hirnhaut oder harte Rückenmarkshaut, können zu einem Zusammenziehen der Nähte führen, die Nerven und Blutgefäße enthalten, die, wenn sie zusammengepreßt werden, für manche Schmerzen verantwortlich sind.

EXPANSION - KONTRAKTION

SCHÄDELAUSATMUNG UND KREUZBEIN-STEISSBEIN-KORRELATION

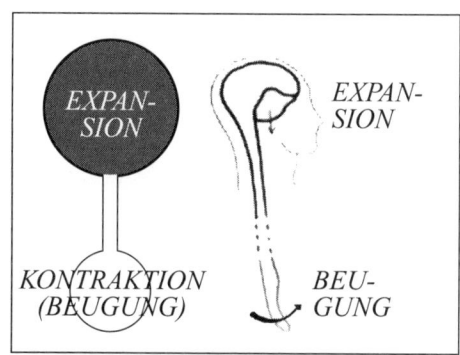

SCHÄDELEINATMUNG UND KREUZBEIN-STEISSBEIN-AUSWIRKUNG

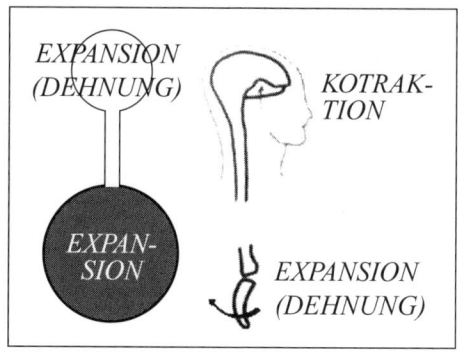

Der Schläfenmuskel ist an mehreren Schädelknochen angesetzt. Ein Verlust der vertikalen Dimension sorgt für Störungen an diesem Muskel (Spasmen), die sich auf den gesamten Organismus auswirken, entweder durch eine Störung der „Schädelatmung" bzw. durch den „Ansteckungseffekt" auf benachbarte Muskeln und Sehnen.

Abb. 18

Die Beziehungen zwischen dem Mund und der Schädelatmung

Der Oberkieferknochen hat in der Zahn- und Mundheilkunde eine strategische Aufgabe. Die Nervenanatomie lehrt uns, daß der untere Oberkiefernerv, der Zungennerv, wie alle Äste des Trigeminus-Nervs direkt mit der Dura mater verbunden sind, und daß sie mit dem Oberkieferknochen in enger Verbindung stehen. Außerdem sind sehr zahlreiche Schmerzzustände im Gesichtsbereich (Neuralgien, Stirnhöhlenvereiterungen, Nasenschleimhautentzündungen, Zahnschmerzen ohne offensichtliche Ursachen) bis hin zu Funktionsstörungen der Augenbewegungen auf Oberkieferverschiebungen zurückzuführen. Wie bereits erwähnt, stehen 45 % der Schädelknochen mit dem Oberkiefer in Gelenkverbindung.

Ein Zahnsystem in gutem Zustand, d. h. vollständige Zahnbögen und eine korrekte Schlußbißstellung, ist für die Entwicklung eines einwandfreien Schädel-Kreuzbein-Mechanismus unerläßlich. Verlängert man die Achse der oberen Zähne durch eine imaginäre Linie, stellt man fest, daß sie sich in einem Knochen schneiden, der „Pflugscharbein" heißt. Die Kaukräfte, die bei Unterkieferbewegungen entstehen, besitzen Achsen, die sich auf Höhe dieses Knochens schneiden, sie sind für die Keilbein-Hinterhauptbein- und Schädelbewegungen sowie für die Menge der in Bewegung befindlichen Hirn-Rückenmark-Flüssigkeit unerläßlich.

Beim Schlucken kommen die Unterkieferzähne mit den Oberkieferzähnen in Kontakt, und die Zunge berührt den Gaumen. Es findet also eine vertikale Bewegung statt, die auf den oberen Teil der Einheit aus Oberkieferknochen, Gaumen und Pflugscharbein gerichtet ist. Diese Kraft trifft auf das Keilbein, was das Keilbein-Hinterhaupt-Gelenk in Beugung versetzt. Sie hat folglich Einfluß auf den Schädel-Kreuzbein-Mechanismus.

Das Schläfenbein

Bei jeder Dysfunktion des Schläfen-Oberkiefer-Gelenks muß man sich fragen, was im Bereich des Schläfenbeins vor sich geht. In der Tat ist das Schläfenbein mit dem (festeingebauten) Rahmen einer Tür vergleichbar, wobei der Unterkiefer-Gelenkkopf den beweglichen Teil darstellt.

Das Schläfenbein steht mit dem Hinterhauptbein, dem Scheitelbein, dem Keilbein, dem Jochbein und dem Unterkiefer-Gelenkkopf in Gelenkverbindung. In der Schädel-Kreuzbein-Theorie erfährt das Schläfenbein in 90 % der Fälle eine Bewegung, die in direkter Verbindung mit der Bewegung des Hüftbeins steht (Abb. 19).

Außerdem darf man nicht vergessen, daß neun von zwölf Hirnnerven das Schläfenbein an verschiedenen Punkten berühren oder durchqueren.

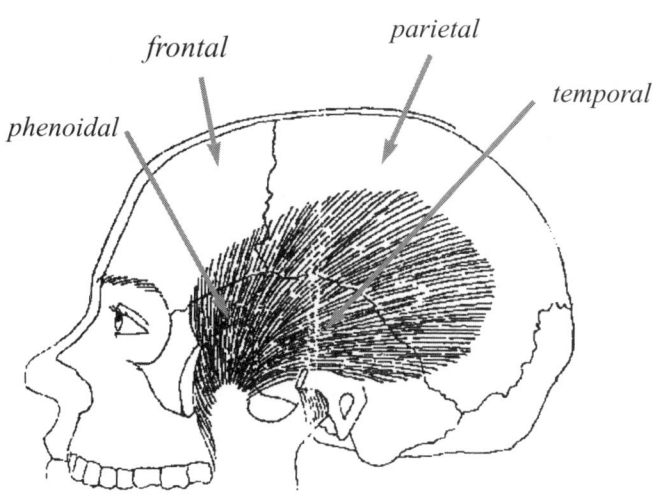

Abb. 19   *Die Hirnregionen*

D - ZAHNSYNDROM UND STRESS

Einer der Mechanismen, der dafür verantwortlich ist, daß sich die Mißokklusion auf den gesamten Organismus auswirkt, ist der anhaltende Streß, den diese hervorruft. Das oberste Ziel bei der Wiederherstellung des Zahngleichgewichts ist es, einen fundamentalen Streß zu beseitigen, sowohl in physiologischer - oder mechanischer - als auch in psychologischer Hinsicht. Dieser Streß hat in der Tat die besondere Eigenschaft, daß er nicht wie alle anderen Streßarten (Lärm, verschiedenste Gefühlsregungen, beruflicher Druck etc.) zeitweilig vorkommt, sondern ständig, rund um die Uhr, präsent ist.

Um diesen Mechanismus zu verstehen, müssen wir uns nun noch einmal ins Gedächtnis rufen, was dieser Streß ist, von dem man schon viele Unwahrheiten gehört und gelesen hat.

Betrachtungen über den Streß und die Adaptationssyndrome

Der Organismus reagiert auf jegliche Art Aggression (physische, chemische oder psychische) unveränderlich auf zwei Arten gleichzeitig:
- mit einer spezifischen Reaktion, zum Beispiel: ich ziehe meine Hand aus dem Feuer, wenn ich mich verbrenne,
- mit einer unspezifischen Reaktion bzw. mit der „SELYEschen Symptomtriade", die stets identische physiologische und morphologische Veränderungen im gesamten Organismus hervorruft.

Diese Reaktionen, die allgemeines Adaptationssyndrom und lokales Adaptationssyndrom genannt werden, stellen die Modalitäten des Körpers dar, sich an den Streß „anzupassen" (in der Naturheiltherapie: „Gesetz der morbiden Anpassung"). Der Einsatz dieser Mechanismen hängt von gewissen Konditionierungsfaktoren wie Erblichkeit, Ernährung, körperlicher Bewegung usw. ab. Der wichtigste Faktor ist jedoch die

Dauer der Konfrontation mit dem Streßerzeuger: Bei einem bereits angegriffenen Patienten vervielfacht sich die Einwirkung eines neuen Streßerzeugers. So wird der Einfluß von Störungen im Zahnbereich verständlich, die ein typischer Fall von anhaltendem Streß sind.

Die SELYEsche Triade

Hans SELYE ist derjenige, der am meisten über das Thema Streß geforscht und veröffentlicht hat. Er wurde 1907 geboren und wanderte, nachdem er sein Studium in allen großen europäischen Hauptstädten absolviert hatte, nach Kanada aus, wo er den Rest seines Lebens verbrachte. Während seines Studiums hatte ihn die Vorgehensweise der Krankenhausleiter sehr überrascht: Sie suchten bei ihren Patienten nach Symptomen einer Krankheit, wobei sie sich überhaupt nicht um diejenigen kümmerten, die ganz einfach krank waren, aber keine spezifischen Symptome aufwiesen. Letztere waren ins Krankenhaus eingeliefert worden, ohne daß man wirklich wußte, woran sie litten.

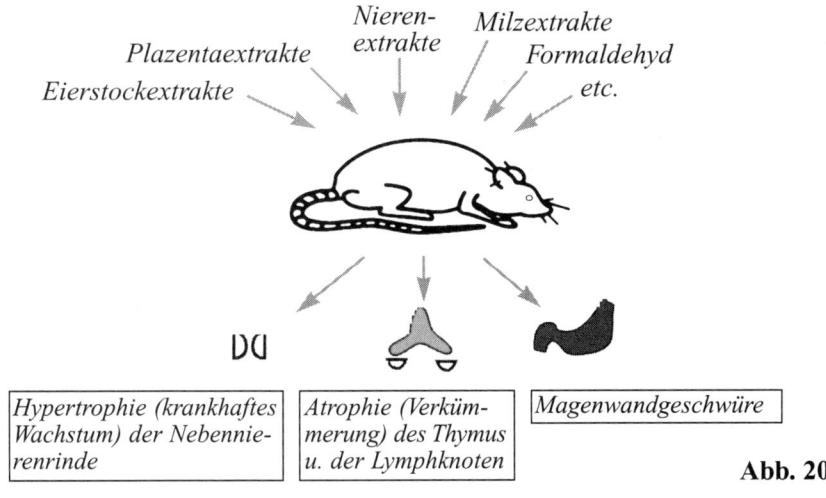

Abb. 20

149

Später spezialisierte er sich auf medizinische Biologie und interessierte sich für die Sexualhormone. 1935 forschte er an Ratten, denen er alle möglichen Extrakte einspritzte: Extrakte von Eierstock, Leber, Milz und anderen Organen. Er stellte fest, daß die Reaktionen unabhängig vom injizierten Extrakt jedesmal unverändert waren. In allen Fällen beobachtete er an den Ratten:

– eine Hypertrophie (Volumenzunahme) der Nebennierenoberfläche,

– eine Atrophie (Volumenabnahme) des Thymus und der Lymphknoten,

– Magenwandgeschwüre.

In „The stress of life" berichtet er, daß er angesichts der monotonen Reaktionen seiner Versuchstiere etwas entmutigt war. Daraufhin hatte er die Idee, diesen unglückseligen Ratten Formaldehyd zu injizieren und stellte wiederum dieselbe „Symptomtriade", d. h. die obenerwähnten Anzeichen fest.

Nun wurde ihm bewußt, daß er soeben zufällig eine äußerst wichtige Entdeckung gemacht hatte, die man später „SELYEsche Triade" oder „allgemeines Adaptationssyndrom" benannte (Abb. 20).

Das Wort Streß, das erst 1946 in die französische Sprache aufgenommen wurde, stammt aus dem Englischen und bezeichnet die Antwort des Organismus auf einen streßerzeugenden Faktor, der „Stressor" genannt wird. Er kann verschiedenster Art sein. Es kann ebenso der Krallenhieb einer Katze sein wie eine beginnende Angina, eine Verletzung, ein ungelegenes Telefonklingeln, Kälte, Hunger, große Freude, Eifersucht. Es handelt sich um einen schädlichen Einfluß auf den Organismus. Der Organismus zeigt nun zwei Reaktionen: eine spezifische Reaktion, die dem Angreifer angepaßt ist, und eine unspezifische Reaktion, die „Symptomtriade". Letztere ist eine Reaktion auf den Stressor und wird mit dem Begriff „Streß" bezeichnet

(Abbildung 21). Streß ist folglich sehr wohl eine **unspezifische Antwort** des Organismus auf jegliche, an ihn gerichtete Beanspruchung. Das allgemeine Adaptationssyndrom (d.h. die Art und Weise, wie der Organismus sich an diesen Streß „anpaßt") äußert sich beim Menschen in allen Körpersystemen: Kreislauf, Atmung, Geschlechtsorgane usw.

STRESS UND STRESSOR

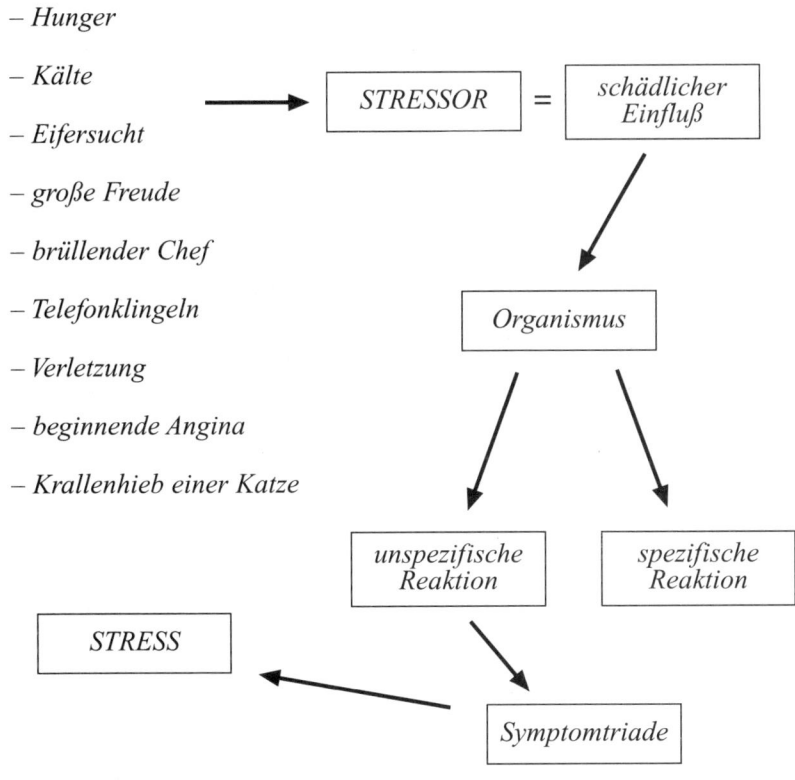

Abb. 21

Ablauf des allgemeinen Adaptationssyndroms

Das allgemeine Adaptationssyndrom läuft in drei Phasen (oder Stadien) ab:

1 - Alarmreaktion

Dies ist das erste Stadium, in dem der Organismus seine Abwehrkräfte mobilisiert, um sich bis zu „seiner Anpassung" an die Aggression am Leben zu erhalten. Die Reaktion kann in zwei Etappen eingeteilt werden:
- die erste ist die *Schockphase*,
- die zweite die *Gegenschockphase*.

Die Schockphase zeichnet sich aus durch:
- beschleunigten Herzschlag (Tachykardie),
- Auftreten von Geschwüren (Magen und Darm),
- fehlendes Urinierbedürfnis,
- Verringerung der weißen Blutkörperchen,
- erhöhten Blutzuckerspiegel
- und vor allem durch eine Adrenalinausschüttung.

Die Gegenschockphase zeichnet sich aus durch:
- eine erhöhte Widerstandskraft durch Ausschüttung von Kortikoiden,
- Zunahme der Nebennierenoberfläche,
- Volumenabnahme der Lymphorgane
- und generell durch eine Umkehrung der Äußerungen, die in der Schockphase aufgetreten sind.

2 - Die Widerstandsphase

Im Verlauf dieser zweiten Phase findet eine Ausschüttung von Kortikoiden statt, die die Widerstandskraft des Organismus gegenüber dem Stressor erhöhen (Entstehen von lokalen und allgemeinen

Widerstandskräften, Antikörperproduktion, Entzündungen usw.). Es handelt sich hier um die Verlängerung der vorhergehenden Gegenschockphase.

Während sich die Widerstandskräfte gegenüber dem Stressor erhöhen, wird der Organismus empfindlicher gegenüber anderen Streßfaktoren, so als ob er ein „Gedächtnis der vorhergehenden Streßsituationen" hätte.

Man muß wissen, daß wir unser ganzes Leben lang ständig von der Phase 1 zur Phase 2 übergehen und wieder zum Normalzustand zurückkehren. Erst am Ende unseres Lebens oder bei sehr schweren Schäden können wir das folgende Stadium erreichen:

3 - Die Erschöpfungsphase

Diese dritte Phase tritt ein, wenn die Widerstandskräfte gebrochen sind, wenn der Stressor zu lange eingewirkt hat. Man beobachtet, daß die sogenannte Alarmperiode wiederkehrt, aber das Terrain ist dermaßen geschwächt, daß der Kranke ganz natürlich zum Kollaps oder zu Tode kommt.

Es ist interessant, daß Hans SELYE diese drei Phasen mit der Abfolge des menschlichen Lebens verglichen hat, mit der Kindheit, der Erwachsenenzeit und dem Alter. Hier berührt man das intime Verhältnis, das zwischen dem allgemeinen Adaptationssyndrom und dem Leben selbst bestehen kann.

Die Konditionierung

Der Stressor, d. h. der Faktor, der den Streß als Reaktion des Organismus auslöst, agiert indirekt auf die Nebennieren. Diese sekretieren zwei Arten von Hormonen:

- die Mineralokortikoide,
- die Glukokortikoide.

Die Mineralokortikoide sind „Entzündungshormone". Die Glukokortikoide sind entzündungshemmende Hormone (Abbildung 22). Diese Sekretionen hängen hauptsächlich von Konditionierungsfaktoren ab. Denn Alter, Erblichkeit, Nervenreize, lange Streßbelastung, Ernährung und viele andere Faktoren können die Produktion dieser Hormone und ihre Wirkung auf manche Organe beeinflussen.

Zum Beispiel hat das in den Nahrungsmitteln enthaltene Salz große Bedeutung, da es die Produktion der Mineralokortikoide erhöht und die der Glukokortikoide herabsetzt. Der bei weitem wichtigste Konditionierungsfaktor ist jedoch die langanhaltende Belastung durch den Stressor. Man kann sagen, daß der Stressor auf einem bereits gestreßten Terrain seine Aktivität verstärkt, und zwar aufgrund des Ungleichgewichtes der Kortikoide. Arbeiten von anderen Forschern und auch unsere eigenen zeigen, daß das, was wir „Zahnsyndrom" nennen, genau wie ein Konditionierungsfaktor wirkt.

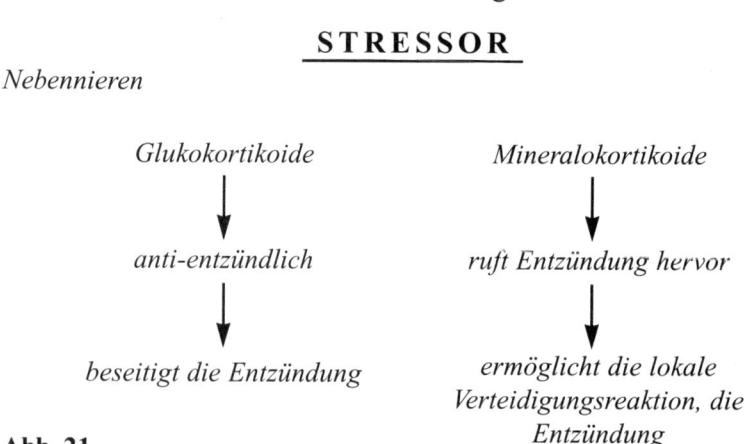

Abb. 21

Die Störungen des allgemeinen Adaptationssyndroms bzw. die Adaptationskrankheiten

Das allgemeine Adaptationssyndrom besteht, wie wir gesehen haben, aus den normalen Reaktionen des Organismus gegenüber einer „Aggression". Diese Reaktionen sind die Mittel, die der menschliche Körper anwendet, um sich selbst zu heilen, ob Medikamente verabreicht werden oder nicht. Die fundamentale Achse Hypothalamus - Hypophyse (Hirnanhangdrüse) - Nebenniere liefert Kortikoide an die lokal gestreßte Zone. Diese Kortikoide teilen sich in zwei Kategorien, die sich in einem perfekten Gleichgewicht befinden müssen: die Entzündungen begünstigenden Kortikoide und die entzündungshemmenden Kortikoide.

Außerdem reagieren die großen Organsysteme wie Atmung, Verdauung usw. auf die entzündungshemmenden Kortikoide. Die Gesamtheit dieser Reaktionen sind Bestandteil des allgemeinen Adaptationssyndroms.

Die Toxizität des Stressors, d. h. des Streßfaktors hinsichtlich der großen Systeme wie auch auf lokalem Niveau, also das, was generell „Pathogenität" (Fähigkeit zur Krankheitserzeugung) genannt wird, hängt hauptsächlich von der Achse Hypothalamus - Hypophyse - Nebennierenrinde ab. Sie kann die Abwehrreaktionen verstärken oder vermindern, wobei diese natürlich von der Dauer des Stresses und von Konditionierungsfaktoren abhängen. Hier finden sich an erster Stelle alle bereits vorher existierenden Streßfaktoren.

Langjährige Erfahrung hat uns gelehrt, daß neben den natürlichen Gesundheitsfaktoren, die bei der Wiedererlangung des Wohlbefindens helfen, die Ausschaltung der konditionierenden Faktoren bzw. die Verringerung des Streßfaktors äußerst spektakuläre Ergebnisse liefern. Dies geht natürlich nicht ohne Schwierigkeiten, und beim Übergang vom Krankheits- zum Gesundheitszustand muß man häufig durch ein akutes Stadium hindurch, und es ist gut zu wissen, daß dieses Stadium existiert und welche Bedeutung es hat. Bei der Ausschaltung des Zahnsyndroms (ein Syndrom ist eine Einheit von Anzeichen oder Symptomen) wurden wir mit diesem Phänomen konfrontiert.

Leider wird die fundamentale Bedeutung der Zahngesundheit und insbesondere des Gleichgewichts der Kaumuskeln von vielen Menschen zu oft außer acht gelassen. *Die Gesundheit der Zähne ist jedoch unerläßlich für den guten Allgemeinzustand und unumgänglich in der Allgemeinmedizin und auch bei Vorsorgeuntersuchungen.*

Andererseits äußern sich die Adaptationskrankheiten nicht nur während der Streßperiode. So kann noch lange nach übermäßiger Verabreichung von Desoxykortikosteronen (Kortikoid) ein selbstunterhaltender Bluthochdruck bestehen bleiben, der tödlich ausgehen kann. SELYE hatte übrigens aufgezeigt, wie die entzündungsfördernden Kortikoide endogenen (inneren) Ursprungs sehr spät auftretende Störungen verursachen können. Unserer Meinung nach resultieren diese Adaptations-Krankheiten eher aus einer Schwäche des Adaptationssystems als aus der Einwirkung des pathogenen Faktors selbst.

Abschließend kann man sagen, daß die Möglichkeit, daß ein pathogener Faktor eine Krankheit verursacht, hauptsächlich von der Adaptationsreaktion ihm gegenüber abhängt. Diese Adaptationsreaktion kann die Krankheit abschwächen oder sogar unterbinden.

Die Lokalreaktion: das lokale Adaptationssyndrom

Das allgemeine Adaptationssyndrom ist also eine unspezifische Reaktion auf eine äußere Einwirkung oder Stimulierung, die „Stressor" genannt wird. Auf lokalem Niveau konnte eine ähnliche Reaktion beobachtet werden. Ein mechanisches oder thermisches Trauma, zum Beispiel eine Funktionsschwäche oder eine physiologische Überstimulierung, führen im lokalen Bereich zu unspezifischen Phänomenen wie Entzündungen oder Granulomen in der unmittelbaren Umgebung. Während das allgemeine Adaptationssyndrom eine ganze Liste von funktionellen und morphologischen (auf die Form bezogenen) Reaktionen im gesamten Organismus aufweist, tritt das lokale Adaptationssyndrom in der allernächsten Nähe des auslösenden Traumas auf.

Die Anzeichen eines lokalen Adaptationssyndroms werden in zwei Gruppen unterteilt: einerseits die Atrophie- (Verkümmerung der Organe und Gewebe) und Degenerationsphänomene, bis hin zum Brand, und andererseits die Hypertrophie- (Wucherung) und Entzündungs-Phänomene mit Krebsbildungsrisiko.

Die Ähnlichkeiten zwischen dem allgemeinen und dem lokalen Adaptationssyndrom lassen sich wie folgt zusammenfassen:
– Es handelt sich in den beiden Fällen um unspezifische Reaktionen;
– bei beiden Reaktionen gibt es drei Phasen:
  • Alarmphase,
  • Widerstandsphase,
  • Erschöpfungsphase;
– sie sind abhängig von dem, was wir „Adaptationshormone" (Kortikoide) genannt haben;
– sie sind extrem interreaktiv (reagieren aufeinander).

Jeder weiß, welche Bedeutung der Allgemeinzustand (stets stark vom Streß beeinflußt) für die Dauer und die Schwere der Reaktionen des Organismus auf lokale Traumen hat.

So wird deutlich, welch große Bedeutung das lokale Adaptationssyndrom bei Zahnbehandlungen hat. Wie die Behandlung und die Folgen aufgenommen werden, ist ganz unterschiedlich, je nachdem, ob der Patient entspannt und toxisch unbelastet - oder wenig belastet - ist, oder ob er ängstlich, schlecht ernährt und mit Giftstoffen belastet ist (Tabak, Alkohol, Kaffee usw.).

Zahnsyndrom, Streß und Psychosomatik

Zahninfektionen und Mißokklusionen sind zwei sehr wichtige Streßfaktoren, sowohl weil sie lange anhalten, als auch wegen ihrer überraschenden Auswirkungen auf den gesamten Organismus. Wir haben es hier sehr wohl mit einer somato-psychischen Erkrankung zu tun, d. h. mit somatischer (oder physischer) Ursache und mit physischem Wirkungsfeld. Der Teufelskreis:
- emotionaler Streß
- somatische Störung

geht von einer Zone aus, die einen grundlegenden Schnittpunkt im Menschen darstellt.

Das allgemeine Adaptationssyndrom - das vom Organismus eingerichtete Verteidigungssystem - sowie die daraus resultierenden physischen und psychischen Störungen (die das Syndrom hervorrufen) erklären die unzähligen und erstaunlichen Auswirkungen, die ganz entfernt von den Zahnbeschwerden entstehen.

Der Adaptationsprozeß und der Zusammenhang
mit emotionalem oder mentalem Streß

Hans SELYE hat deutlich die Reichweite der psychischen Störungen im gesamten Organismus dargelegt und so das Konzept der „psychosomatischen Krankheit" definiert. *Von vornherein steht fest, daß der emotionale Streß die gleiche Symptomatologie (die gleichen Auswirkungen) wie der physische Streß hervorruft.*

Seit langem wußte man, daß der Einfluß von psychologischen Konditionen ein fundamentales Element bei der Heilung eines Patienten war. Es mußte jedoch der Beweis erbracht werden, daß emotionale Beanspruchungen das allgemeine Adaptationssyndrom in Gang setzen konnten, um die Wechselbeziehung zwischen Physis und Psyche darlegen zu können. Bei manchen lokalen Erkrankungen, die leichter Erregbarkeit zugeschrieben werden, wird der einfache allgemeine Streß, der durch emotionale Spannungen entsteht, überschritten. Zum Beispiel werden Magengeschwüre und manche Herz-Gefäß-Erkrankungen häufig durch längeranhaltende nervöse und emotionale Spannungen verursacht.

Diese emotionalen Spannungen verlaufen durch verschiedene Kanäle, und die hervorgerufenen Erkrankungen wirken über das allgemeine Adaptationssyndrom als ebensolche Streßfaktoren. In allen medizinischen Spezialisierungen stößt man auf psychosomatische Störungen. Man hat zum Beispiel belegen können, daß der pH-Wert (der Säure- oder Alkalitätsgrad), die Viskosität und die mineralische Zusammensetzung des Speichels von Freude und Vergnügen beeinflußt werden können. Leider wird dies bei der Zahnbehandlung nur selten berücksichtigt.

In der Zahnheilkunde macht der Begriff „psychosomatische Krankheit" Sinn in dem Fall, wo die emotionalen Spannungen des Patienten die Ursache für übermäßiges Zähneknirschen und -zusammenbeißen sind. In diesem Fall beobachtet man eine Degeneration des Muskeltonus. Wenn man darüber hinaus noch eine Störung beim Ineinandergreifen der Zähne feststellt, äußert sich ein Ungleichgewicht aller Kopfstrukturen, die mit dem Mund in Verbindung stehen. So führen die übermäßigen Muskelkontraktionen zu einem allgemeinen Adaptationssyndrom.

Bei dem Patienten, der an Zahnspannungen und Zähneknirschen mit emotionaler Ursache leidet, wirken die Arthroseprobleme, die

Probleme mit dem Schläfen-Unterkiefer-Gelenk, das Ungleichgewicht aufgrund des falschen Ineinandergreifens der Zähne sowie der verringerte Muskeltonus als ebensolche lokale Streßfaktoren.

Man weiß, daß aus funktionellen Problemen oft strukturelle pathologische Veränderungen werden. Man hat besonders auf die Übertragungsfehler hingewiesen, die für die pathologische Veränderung der Funktion des Nervensystems, für Schmerzen, Depressionen, Schlaflosigkeit, Müdigkeit und alle Arten lokaler Probleme verantwortlich sind. Hier stößt man wieder auf den Begriff der holistischen, ganzheitlichen Medizin, da die Zahnbehandlungen Auswirkungen auf die Gesundheit des Organismus in seiner Gesamtheit haben. Man kann sagen, daß man es mit einer „somatisch-psychischen" Erkrankung zu tun hat, da das Gleichgewicht des Organismus und insbesondere das endokrine Gleichgewicht einen Einfluß auf das emotionale Leben des Individuums haben. Von dort aus entsteht der oben besprochene Teufelskreis: physische Störung - emotionaler Streß.

Infektionsherd und Adaptationsprozeß

Hans SELYE hat die Rolle des Infektionsherdes sehr gut dargelegt. Jeder infektiöse Bereich löst das lokale Adaptationssyndrom aus. Als Stressor oder Streßfaktor wirkt der Infektionsherd auf zweifache Weise auf den Organismus:

- Er kann als Konditionierungsfaktor agieren. Ein neuer Streß, der auf einen Organismus trifft, der sich bereits aufgrund eines Infektionsherdes unter Streßbedingungen befindet, kann Beschwerden hervorrufen, die wir „Adaptationserkrankung" genannt haben.
- Er kann das allgemeine Adaptationssyndrom hervorrufen.

Wenn der Infektionsherd seit längerer Zeit besteht und von größerem Umfang ist, kann er sowohl auf lokaler als auch auf allgemeiner Ebene zur Erschöpfungsphase (der letzten Phase des allgemeinen Adaptationssyndroms) führen. Aus verschiedenen Gründen befinden sich lokale Infektionsherde häufig in der Mundhöhle. Wie wir gesehen haben, ist die Mundhöhle ja sehr eng mit den Kopfstrukturen und folglich mit dem gesamten Organismus verbunden. Man sagt, daß der Unterkiefer eine wahre Brücke zwischen der Mundhöhle und dem Organismus darstellt. Wenn wir vom Unterkiefer sprechen, handelt es sich genaugenommen um eine Einheit aus Unterkieferknochen und dem umliegenden Gewebe. Die wichtigsten Bestandteile sind:

– die Zähne,
– das Periodontium (Zahnwurzelhaut),
– das Schläfen-Unterkiefer-Gelenk,
– die Unterkiefer- bzw. Kaumuskeln.

Wenn nur eine dieser Strukturen nicht korrekt funktioniert, befindet sich die gesamte Einheit im Ungleichgewicht. Aus diesem Grunde gilt, daß *eine harmonische Zahnokklusion die Grundbedingung für die Gesundheit des Menschen ist.*

Wir haben gesehen, wie die Störungen des Zahngelenks zu einer Dysfunktion der Muskulatur, die den Unterkiefer steuert, und zu Arthrosephänomenen im Bereich des Schläfen-Unterkiefer-Gelenks führen. Zu diesen beiden Konsequenzen der Mißokklusion kommen noch Dyspnoe-Phänomene (Atemnot) und Infektionsherde im Mittelohr und in der Kieferhöhle hinzu. Die letzten beiden, sehr häufig anzutreffenden Infektionen werden normalerweise durch eine Korrektur des Gelenks beseitigt.

Infektionsherde im Kopfbereich und physiologische Störungen in Verbindung mit Gelenkbeschwerden können bewirken, daß sich die Arbeit des Zahn- und Mundheilkundlers auf die Gesundheit des Individuums in ihrer Gesamtheit auswirkt.

Drei Vorgänge existieren nebeneinander ohne sich auszuschließen:

1 - Die Gelenkbeschwerden und die daraus entstehenden Struktur-störungen führen zum allgemeinen Adaptationssyndrom und zu Adapta-tionserkrankungen. Der Vorgang wird durch anhaltenden Streß beschleu-nigt, der durch Ungleichgewicht, Zähneknirschen und Arthrose (chro-nische Gelenkstörung des Schläfen-Unterkiefer-Gelenks) entsteht.

2 - Die physiologischen Störungen übermitteln die Übertra-gungsfehler an das gesamte Nervensystem.

3 - Die Störungen des Schläfen-Unterkiefer-Gelenks und das dar-aus resultierende Struktur-Ungleichgewicht führen zu Infektions-herden, die ihrerseits als Streßfaktoren wirken.

Diese Elemente stellen die Basis der physiologischen Zahnme-dizin dar. So können wir aufgrund unserer Erfahrung sagen, daß:
– eine Mundhöhleninfektion ein störender pathogener Faktor ist,
– das Ungleichgewicht der physiologischen Strukturen, das von einer Mißokklusion herrührt, ebenfalls ein Störfaktor ist,
– **die Dysharmonien der physiologischen Strukturen, die auf eine Mißokklusion zurückzuführen sind, wesentlich mehr entferntere als lokale Störungen nach sich ziehen**.

Wir sind überzeugt, daß das allgemeine Adaptationssyndrom, das sich durch die neuropathologische Dyspnoe (Atemnot) äußert, die Er-klärung für die Krankheiten der großen organischen Systeme ist, die man bei physiologischem Ungleichgewicht der Mundhöhlenstruktu-ren beobachtet. Die Bandbreite der Störungen, die in Kapitel VI an-gesprochen werden, mag übertrieben erscheinen. Je mehr jedoch Zahn-mediziner und Allgemeinmediziner kooperieren, desto mehr wird man sich bewußt, daß dieses Kapitel noch viel länger sein könnte.

E - Zahnsyndrom und Durchblutung

Eine weitere wichtige Auswirkung der Wiederherstellung des Zahngleichgewichts ist, daß die Schläfen-Unterkiefer-Gelenke, wahrhaftige Unterkiefer-Scharniere, wieder frei werden. Die Mißokklusion verschlechtert nämlich häufig die Durchblutung durch „Einklemmen" des Schläfen-Unterkiefer-Gelenks und durch Gefäßverengung, die durch Wirbeldrehung entsteht. Die erneute freie Beweglichkeit führt zu einer beträchtlich besseren Durchblutung des gesamten Organismus, und die Blutzusammensetzung kommt wieder ins Gleichgewicht.

In der langjährigen Praxis der Zahn-Naturheiltherapie konnten wir feststellen, daß *sich die Durchblutung, sobald die Okklusivprothese eingesetzt ist, tiefgreifend ändert.* Um sich davon zu überzeugen, braucht man nur die neue Färbung mancher Körperteile (Fußgelenk oder Ohrläppchen) zu betrachten.

Manche Patienten teilten uns mit, daß sie seit dem Einsetzen der Prothese weniger kälteempfindlich sind. Ihre Hände und Füße werden wieder warm, und auch nachts brauchen sie sich weniger zuzudecken. Sie sind auch überrascht, wenn sie feststellen, daß ihr Teint rosiger wird. Meistens sind es Bekannte, die sie darauf aufmerksam machen.

Bei akutem Zahnstreß beobachtet man häufig eine leicht veränderte Blutzusammensetzung, die manchmal hinsichtlich der Anzahl und der Qualität der roten Blutkörperchen beträchtlich gestört ist. Oft stellt man sogar eine Verringerung des Hämoglobinspiegels fest. Auch die Anzahl der weißen Blutkörperchen ändert sich bei akuten Hals- oder Kopfbeschwerden.

Der Beweis dafür, daß diese Blutstörungen (rote und weiße Blutkörperchen) sehr wohl durch Zahnprobleme entstehen, ist die Tatsache, daß nach Wiederherstellung der korrekten Zahnokklusion die akuten Störungen im Kopf- und Halsbereich verschwinden und die Blutzusammensetzung sich wieder normalisiert. Schwangeren Frauen werden in diesem Fall häufig während der ganzen Dauer der Schwangerschaft Eisenpräparate verschrieben, was völlig sinnlos ist!

Bei einer Mißokklusion ist die Durchblutung generell gestört. Die Sauerstoffzufuhr im Gewebe ist herabgesetzt, was die verschiedenen Beschwerden wie Kribbeln, Spannungen und Schmerzen im gesamten Organismus erklärt. Man beobachtet häufig zahlreiche Beschwerden, die sich oft durch eine verminderte Schilddrüsentätigkeit erklären lassen, die mit einer Senkung des Hämoglobinspiegels und einem verringerten Stoffwechsel mit Verlangsamung des Herzrhythmus einhergeht.

Die bessere Durchblutung erklärt ebenso das Verschwinden von hartnäckigen Kopfschmerzen wie auch die Tatsache, daß schon jahrelang offene Wunden einige Wochen, nachdem eine normale Okklusionshöhe wiederhergestellt wurde, zuheilen. Es ist behauptet worden, daß das Einsetzen eines Apparates zur Wiederherstellung einer korrekten Okklusion **dem Öffnen eines Ventils entspricht, das eine bessere Durchblutung des gesamten Organismus ermöglicht.** Dies ist durch volumetrische, thermische und farbmetrische Verfahren überprüft worden.

Infektiöse Mononukleose (Lymphoidzellenangina)

Vor einigen Jahren benötigten an infektiöser Mononukleose erkrankte Patienten - sowohl Kinder als auch Erwachsene - eine notärztliche Zahnbehandlung. Dadurch konnten sie kurzzeitig nicht der Aufforderung nachkommen, eine bestimmte Zeit (mehrere Wochen bis mehrere Monate) nicht das Bett zu verlassen.

Wir haben diese Zahnbehandlung genutzt, um das normale Funktionieren des Gelenks wiederherzustellen. Die angewandte Technik wurde an jeden Fall angepaßt. „Wie durch ein Wunder" verschwand die infektiöse Mononukleose innerhalb von wenigen Tagen. Nach einem Kontrollbesuch beim behandelnden Arzt hatte sich das Blutbild rasch wieder normalisiert, und die Schlußfolgerung war häufig: „Die Anfangsdiagnose war falsch: Es hat nie eine infektiöse Mononukleose vorgelegen!"

Blutzuckerspiegel
Wie wir in dem Kapitel über Streß gesehen haben, äußert sich das allgemeine Adaptationssyndrom auf anatomischer Ebene durch organische Veränderungen, die häufig durch eine Autopsie bestätigt werden. Einigen Forschern erschien es nun interessant, eine Methode zur Einschätzung des Streßniveaus auszuarbeiten.

Ausländische Studien haben bewiesen: Je gesünder der Mund ist, desto mehr nähert sich der Glukosespiegel dem Wert von 1 Gramm pro Liter. Folglich entfernt sich der Blutzuckerspiegel mit fortschreitender Zahnpathologie vom Normalwert. Eine Studie wurde in einem amerikanischen Krankenhaus durchgeführt, wo alle Patienten, die an Mund- und Zahnerkrankungen litten, systematisch bei der Einweisung auf ihren Blutzuckerspiegel untersucht wurden. Er lag normalerweise zwischen 0,8 und 1,2 g pro Liter Blut. Die untersuchte Patientengruppe umfaßte mehrere hundert Personen. Zunächst wurden diejenigen Patienten ausgesondert, die sehr schwerwiegende Symptome wie Plaut-Vincent-Angina oder schwere Zahnbetterkrankungen aufwiesen.

Man stellte sodann fest, daß die Kranken der ausgesonderten Gruppe einen Blutzuckerspiegel aufwiesen, der weiter vom Normalwert (1 Gramm pro Liter) entfernt war als bei den anderen Patienten. Dann sonderte man gruppenweise Patienten mit immer leichteren Mund-Zahn-Erkrankungen aus.

Es bestätigte sich, daß, je idealer die Mund-Zahn-Bedingungen eines Patienten waren, sich ihr Blutzuckerspiegel desto mehr dem

Normalwert näherte. Man kann nun bestätigen, daß *die Blutzucker-untersuchung ein bequemes Mittel zur Feststellung von Streß bei einem Patienten ist.*

Augen- und Ohrenbeschwerden
Der erhöhte Blutdurchfluß ist nicht nur dafür verantwortlich, daß sich die Qualität und die Pigmentierung der Haut ändert, sondern auch dafür, daß die im Kopf befindlichen Organe, die Ohren und Augen, leistungsfähiger werden. Die Augensymptome in Verbindung mit Mund-Zahn-Beschwerden sind zahlreich: Photophobien (Licht-überempfindlichkeit, da das Licht Schmerzen verursacht), Juckreiz, Brennen, unscharfes Sehen, Augapfelinfektion, Blepharospasmen (krampfartige Kontraktion der Augenringmuskeln).

Die Ohrenbeschwerden sind nicht weniger zahlreich: gelegentlicher Juckreiz, Läuten, übermäßige Ohrenschmalzbildung, gelegentliche Ohrenschmerzen, Schwindel, Verminderung der Hörschärfe, Tinnitus usw.

Wir möchten hinzufügen, daß diese Symptome zu 92 % nach einer Wiederherstellung des Zahngleichgewichts verschwinden!

VIII

ZAHNHEILKUNDE, NATURHEILTHERAPIE UND ZAHNPROBLEME

Auswirkungen des Zahnsyndroms auf die Gesundheit

Die Auflistung auf den folgenden Seiten ist Forschungsarbeiten entnommen, die in den letzten beiden Jahrzehnten von amerikanischen Forschern und auch von uns selbst durchgeführt worden sind. Sie verdeutlichen die Rolle, die die Mißokklusion und die daraus resultierenden neuromuskulären Gleichgewichtsstörungen spielen können. Es liegt uns fern zu behaupten, daß der aus Okklusionsstörungen resultierende Zahnstreß der einzige ist, der auf ein Individuum einwirkt. Wir wollen nur darlegen, daß er die Ursache für zahlreiche Krankheiten sein kann, weil er die außergewöhnliche Eigenschaft hat, *auf absolut konstante Art und Weise auf das Individuum einzuwirken.* Die folgende Studie wurde an mehreren hundert Personen durchgeführt, die alle an Störungen im Bereich des Schläfen-Kiefer-Gelenks litten. Sie wiesen häufig die drei grundlegenden Anzeichen auf, die wir bereits kennen:

- Beschränkung beim Öffnen des Mundes,
- Geräusche im Schläfen-Kiefer-Gelenk,
- Unterkiefer beschreibt beim Öffnen und Schließen des Mundes einen „Umweg".

Man muß jedoch hinzufügen, daß manche Patienten nicht unbedingt diese Anzeichen für das Zahnsyndrom aufweisen und trotzdem unter mehreren der aufgezählten Beschwerden leiden können.

Nach Beseitigung der Mißokklusion und somit der Streßfaktoren sind die Ergebnisse in 92 % der Fälle positiv.

Wir können folglich bestätigen, daß wir durch das Beseitigen der Mißokklusion und des daraus resultierenden Stresses nicht nur das Zahnsyndrom und das umliegende Gewebe behandeln, sondern die Gesamtheit des Individuums.

Alle unsere Forschungsarbeiten beweisen, daß man den Menschen nicht in mehrere Bereiche zerlegen kann - so wie man eine Wurst in Scheiben schneidet - und dann jeden Bereich einem Spezialisten anvertrauen kann. Es ist absolut notwendig, das Individuum in seiner Gesamtheit zu betrachten: Soma und Psyche, Körper und Seele.

Diese Studien beweisen, daß *die Kooperation zwischen Allgemeinmedizin und Zahnheilkunde unerläßlich ist.*

Symptome in Zusammenhang mit dem Schläfengelenk und die Häufigkeit ihres Auftretens unter den Patienten

Symptome des Schläfen-Kiefer-Bereichs und Kau-Symptome

Subluxation (unvollständige Verrenkung)	100 %
Knacken	100 %
Störungen der Okklusions- und Schließbewegungen des Unterkiefers *(diese Symptome finden sich in allen Fällen, da sie das Auswahlkriterium für die Patienten bildeten)*	100 %

Störungen in der Mundhöhle, diffuse Zahnschmerzen	14 %
empfindliche Zahnhälse	90 %
Parodontitis (Zahnbettentzündung)	67 %
Schmerzen im Schläfen-Unterkiefer-Gelenk	80 %
Mundtrockenheit	19 %
Aufdehnung der Lippen	9 %
Brennen	15 %
Speichelanomalie	66 %
Kopf- und Halsschmerzen	95 %

Hartnäckige Kopfschmerzen:
bei Männern	45 %
bei Frauen	97 %

Schmerzen in den Schultern und am Halsansatz	94 %

Erkrankungen der Luftwege

Chronische Stirnhöhlenvereiterung mit akuten Anfällen	85 %
Räuspern, Kratzen im Hals	85 %

postnasale Drainage
(aus der Nase ablaufender Schleim im Hals)   93 %

chronische Kehlkopfentzündung   15 %

schwere Kehlkopf- oder Mandelentzündung
(wesentlich häufiger bei Kindern)   4 %

Allergische Reaktionen:
   Niesen   55 %
   Asthma   8 %
   Heuschnupfen   22 %
   andere Allergien   3 %

Haut- und Haarprobleme

Trockene Haut   90 %

Dermitis (Hautentzündung)   6 %

Ausschlag   10 %
besonders bei Frauen:
   diffuser Haarausfall, trockenes und brüchiges Haar

Gynäkologische Beschwerden

prämenstruelle Schmerzen   96 %

Zyklusunregelmäßigkeiten   99 %

Übermäßig lange und starke Regelblutung	95 %
Amenorrhö (ausbleibende Regelblutung)	3 %
Frigidität	84 %
Unfruchtbarkeit und spontane Fehlgeburten .	50 %

Symptome der inneren Organe

Verstopfung	90 %
Blähungen	30 %
Sodbrennen	29 %
Andere Magenbeschwerden	59 %
Übelkeit	13 %
Durchfall	3 %
Blaseninfektionen	25 %
zu häufiges Wasserlassen	30 %
Niereninfektionen	16 %

Gestörter Geisteszustand

Reizbarkeit (vor allem bei Männern)	67 %
Traurigkeit (vor allem bei Frauen)	83 %
Depression (häufig bei Frauen)	96 %

Beobachtet werden auch:
Gedächtnisschwund, Schwermütigkeit, Melancholie,
unruhiger Schlaf.

Generelle Krankheitserscheinungen

Psychasthenie (Nervenschwäche bei seelischen Störungen) (kein erholsamer Schlaf, der Patient ist beim Wachwerden bereits müde)	77 %
nervöse Anspannung	85 %
chronische Müdigkeit	87 %
allgemeines Unwohlsein	60 %
kalte Gliedmaßen (Hände und Füße)	65 %
Schmerzen im Rücken und in den Beinen	45 %
chronischer Durst	44 %

Osteo-muskuläre Probleme

Die Mißokklusion schlägt sich folglich auf den gesamten Organismus nieder. Sie führt häufig zu einer Verringerung der vertikalen Dimension der unteren Gesichtshälfte. Diese Verringerung führt zu einer Verkürzung der Kaumuskeln und zu einer Störung der Muskeln, die den Unterkiefer steuern. Es entstehen sodann Muskelspasmen, die bis zur Degeneration dieser Muskeln gehen. Die verursachten Störungen sind aus mehreren Gründen beträchtlich:

Die Anzahl der betroffenen Muskeln: Am Gebißschluß sind 32 Muskelpaare beteiligt, an der Unterkiefer-Ruheposition 80 Muskeln.

Die eingesetzten Kräfte: Sie belaufen sich auf mehrere Tonnen pro Tag.

Der permanente Aspekt dieser Ungleichgewichtsfaktoren: Außerhalb der Kauperioden schlucken wir (mit Kontakt zwischen den beiden Zahnbögen) zweimal pro Minute im Wachzustand (tagsüber) und einmal pro Minute im Schlaf.

Darüberhinaus werden dem Gehirn über das Feedback-Phänomen permanent Informationen aus dem Mund-Gesichts-Bereich zugeführt. Bei einer Mißokklusion erhält das Gehirn ständig falsche Informationen, es gibt folglich motorische Befehle, die ebenfalls falsch sind und die den gesamten Organismus betreffen. Dies ist die wichtigste Erklärung für die indirekten Auswirkungen, die in der vorhergehenden Auflistung beschrieben wurden.

Wir haben soeben gesehen, daß eine beträchtliche Anzahl von Muskeln an den aktiven Bewegungen oder an der Ruheposition des Unterkiefers beteiligt ist. Wenn diese Muskeln gestört sind, werden die Spasmen und Kontraktionen auf eine sehr große Anzahl von weiter entfernt liegenden Muskeln übertragen. Dies geschieht entweder durch einfachen Kontakt oder durch Übertragung mittels gebündelter Muskelstränge, die im Halsbereich besonders zahlreich sind. Die indirekten Störungen lassen sich ebenfalls erklären durch das solidarische Zusammenspiel der Muskulatur, d. h. der Rückenmuskulatur, die die angelsächsischen Autoren „sacro-spinalis" nennen. Da der ganze Rücken betroffen ist, leidet die gesamte Haltung unter dem entsprechenden Ungleichgewicht.

Die letzte Erklärung für die Auswirkungen der indirekten Mißokklusion findet sich im Bereich der Schädel-Kreuzbein-Einheit.

Wir haben bereits die Phänomene der „Atembewegungen" der Schädelknochen und die Auswirkung dieser „Atmung" auf den Kreuzbein-Bereich beschrieben. Es ist klar, daß die Störungen der Kaumuskeln, die von den Schädelknochen ausgehen, einen Einfluß auf die Schädelbewegungen haben. Von dort aus beeinflussen sie auch:

– alle Muskeln, die vom Schädel ausgehen (einschließlich derer, die den Schädel mit den ersten Wirbeln und mit der Rückenmuskulatur verbinden: der „sacro-spinalis");

– das Kreuzbein und alle von dort abgehenden Muskeln.

Der Globalitätsgedanke hinsichtlich des Organismus setzt sich durch. Die Mundhöhle ist sehr wohl Bestandteil einer Einheit.

Ein befreundeter Osteopath sagte mir letztens, daß er schon an der Art und Weise, wie der Patient sich ohne Abstützen aufrechthält, den Zustand seiner Zähne ablesen könne!

Atembeschwerden

Atembeschwerden in Zusammenhang mit Allergie und Streß

Atemerkrankungen können als einer der wichtigsten degenerativen Faktoren bei einem Individuum betrachtet werden. Studien haben nämlich bewiesen, daß die Atemerkrankungen 91 % der Todesursache bei den 10- bis 20jährigen ausmachen. Amerikanische Forscher sind der Meinung, daß der Mensch praktisch gegen jegliche Krankheit gefeit wäre, wenn Schnupfen und andere Atembeschwerden ausgeschaltet werden könnten. Die Ursachen für Atembeschwerden sind sehr vielfältig. Wir wissen, daß das retikulo-endotheliale System Antikörper zur Bekämpfung mancher Bakterien produziert. Dieses System wird jedoch durch den Streß-Adaptationsvorgang zutiefst in Mitleidenschaft gezogen. So ist es verständlich, daß Krankheiten von zwei interagierenden Faktoren abhängen:

- dem Streß-Vorgang,
- den infektionsspezifischen Reaktionen.

Man kann eine Infektion der Atemwege mit dem Auftreten des lokalen Adaptationssyndroms vergleichen. Nun muß das retikuloendotheliale System in seiner Gesamtheit durch die Produktion von Antikörpern die lokale Reaktion auf den Streß verarbeiten.

Man darf nicht vergessen, daß eine Infektion auf zwei Arten erfolgt:

- einerseits auf spezifische Art, über Wege, die der Medizin wohlbekannt sind: Ausbreitung auf das umliegende Gewebe und Keimverstreuung über den Lymph- und Blutkreislauf mit indirekten Auswirkungen;
- andererseits auf unspezifische Weise, wobei sie die Rolle eines generalisierten Stresses übernimmt, der sich auf den gesamten Organismus auswirkt.

Was das Asthma betrifft, kann man davon ausgehen, daß es vielfältige Ursachen hat. Wie immer spielen Stoffwechsel- und psychologische Faktoren eine große Rolle, aber die Dysfunktion (inkorrektes Funktionieren) der Adaptationsprozesse ist sicherlich am allerwichtigsten.

Die Behandlung durch den Zahnmediziner kann bei gewissen Atemproblemen eine beträchtliche Rolle spielen, insofern, als dadurch der von den Zähnen stammende Streß und die häufig damit einhergehende Infektion gemindert wird. Auf dieser Grundlage wird die Wechselwirkung zwischen Zahnstörungen und Atemproblemen ganz offensichtlich!

Beziehung zwischen Streß und Entzündung

Es ist sinnvoll, etwas näher auf die Entzündung einzugehen, da sie so häufig bei Atem- und Allergieproblemen vorkommt, unter denen diejenigen Patienten leiden, die von Zahnstreß betroffen sind. Die Entzündung hat mehrere Funktionen:
- Sie erhöht die lokale Stoffwechseltätigkeit;
- eine Gelenkinfektion sorgt für Ruhigstellung des Gelenkes, indem sie die Gelenkbewegungen verringert; durch eine erhöhte lokale Temperatur werden so die Uratkristalle aufgelöst, die durch übermäßigen Genuß von stickstoffhaltigen Lebensmitteln (Fleisch und Fisch) entstehen ;
- sie beschleunigt die lokale Durchblutung der Haargefäße (dadurch können Rückstände, Giftstoffe und Toxine ausgeschieden werden),
- und schließlich richtet sie eine Gewebebarriere ein, in der alle Abwehrkräfte gegen eine Aggression mobilisiert worden sind.

In dieser letzten Funktion kann die Entzündung äußerst nützlich sein, sofern die Aggression die Unversehrtheit des Gewebes bedroht. Wenn der Angreifer jedoch harmlos ist, wird die Entzündung unnütz. Das ist der Fall bei der Reizung der Nasenschleimhäute von gewissen Menschen, die überempfindlich gegen Blütenpollen sind. *Die Reaktion ist demnach übertrieben und steht in keinem Verhältnis zum Reiz.*

Wir haben gesehen, daß bei Entzündungen ein Ungleichgewicht zwischen den entzündungsfördernden und den entzündungshemmenden Hormonen besteht. Das Gleichgewicht, das man bei einem reizerzeugenden Faktor sucht, ist bei einem anderen Faktor wieder ein anderes. Das ideale Gleichgewicht bzw. die „Homöostase" existiert nur, wenn die Anti-Streß-Hormon-Auschüttung proportional zur Intensität des Stresses ist. Bei generalisiertem Streß kann die Homöostase nicht mehr gegeben sein, und dieses mangelnde Gleichgewicht erklärt die Atem- und Allergieprobleme von Patienten mit einer gestörten Unterkiefermuskulatur. Dies führt dann zu Schwierigkeiten im Bereich des Schläfen-Kiefer-Gelenks.

Diese beiden Fälle von Ungleichgewicht stellen einen ganz besonders wichtigen Streßfaktor dar.

Atemwege und Streßhormon

SELYE hatte bereits festgestellt, daß ein Überschuß an STH (Somatotropin, Wachstumshormon) zu Asthma führen kann. Nun hat man bewiesen, daß ein Überschuß an somatropen Hormonen hauptsächlich durch emotionale Spannungen und chronische Infektionen verursacht wird. In einem seiner Werke über den Streß erklärt SELYE die Interaktionen zwischen Streß und den Luftwegen wie folgt: „Tierversuche haben bewiesen, daß die in der Lunge vorhandene Blutstauung, das Ödem, die Erweiterung der perivaskulären Lymphspalten und die Plasmaausschwitzung in den Lungenbläschen oft vorkommen und typische Alarmreaktionen sind. Diese Veränderungen verursachen manchmal akute Lungenentzündungen."

Nach diesem Autor kann die berühmte Alarmreaktion einschließlich ihrer spektakulären Lungenstörungen sehr wohl durch Anoxie (fehlenden Sauerstoff), Hitze oder eine Adrenalininjektion herbeigeführt werden.

Zum Thema Asthma schreibt SELYE: „Als eine hauptsächlich allergische Krankheit muß Asthma zunächst als eine Adaptationskrankheit angesehen werden. Es wird oft durch unspezifische Therapien wie zum Beispiel den Insulinschock ausgeschaltet." Er fragt sich dann „warum sich das Asthma durch andere Schocktherapien (z. B. Elektroschock) verschlimmert". Schließlich schreibt er: „Dieselbe Wirkung auf das Asthma wurde bei Patienten beobachtet, die mit ACTH (adrenokortikotropes Hormon) behandelt wurden."

Asthmabehandlung

Asthma wird von vielen Autoren als eine typische psychosomatische Erkrankung angesehen. Wir Naturheiltherapeuten sehen das nicht anders und kennen zahlreiche Fälle, in denen die Asthmaerkrankung durch die Wiederherstellung eines korrekten Gebißschlusses zusammen mit einem Programm zur Anwendung von natürlichen Gesundheitsfaktoren vollständig beseitigt wurde. Denn sobald die Kaumuskeln wieder in der Lage sind, eine normale physiologische Ruheposition einzunehmen, hören das Zähneknirschen und die Zahnverkrampfungen auf. Sobald verschiedene Herdinfektionen wie die chronische Stirnhöhlenvereiterung und anderer Streß wie das Zähneknirschen ausgeschaltet sind, nehmen die Asthmaanfälle generell ganz überraschend ein Ende bzw. verringern sich ganz wesentlich.

Was das Asthma bei Kindern betrifft, läßt sich die manchmal spontane Heilung im Jugendalter damit erklären, daß mit dem Durchbruch des bleibenden Gebisses ein okklusales Gleichgewicht hergestellt wird. Ein gemischtes Gebiß (Milchzähne und bleibende Zähne) ist oft gleichbedeutend mit Mißokklusion.

Die Stirnhöhlenvereiterung

Die Naturheiltherapie erklärt die Stirnhöhlenvereiterung - und die Atemwegsinfektionen generell - auf eine klare und logische Weise. Diese Krankheiten verschwinden, wenn die natürlichen Gesundheitsfaktoren eingesetzt werden, was ein verändertes Ernährungsprogramm, angemessene körperliche Bewegung und die Verringerung oder sogar völlige Ausschaltung von Streß beinhaltet.

Durch eine Studie an mehreren hundert Fällen, die sich über etwa 20 Jahre erstreckte, sind wir zu den folgenden Schlußfolgerungen gekommen: Bei den Patienten, die uns wegen Zahnproblemen konsultierten und die gleichzeitig an unterschiedlich schweren Stirnhöhlenvereiterungen litten, haben wir häufig die klassischen Begleiterscheinungen beobachtet: hartnäckige Kopfschmerzen, chronischer Nasenausfluß und postnasale Drainage. Ebenso haben wir beobachtet, daß 95 % dieser „Zahn"patienten, die an Stirnhöhlenvereiterung litten, eine Mißokklusion gleich welcher Art aufwiesen. Man kann natürlich unmöglich die Stirnhöhlenvereiterung beim globalen Gesundheits-Check des Individuums außer acht lassen. Aufgrund der postnasalen Drainage besteht das große Risiko, daß die Keime weit im gesamten Organismus ausgestreut werden. Darüberhinaus stellt sie einen Infektionsherd dar, der ein lokaler Streßfaktor ist und der sowohl in physiologischer (mechanischer) als auch in psychologischer Hinsicht Auswirkungen haben kann.

Die chronische Stirnhöhlenvereiterung beim Patienten, der Gebißschlußprobleme und neuromuskuläre Beschwerden im Bereich der Kaumuskeln hat, wird durch eine Störung des Terrains verursacht, die auf den permanenten Streß zurückgeht, den dieses Ungleichgewicht darstellt.

Der Streß ruft in der Tat Entzündungen hervor, die sich ebenso im Hals-Nasen-Ohren-Bereich wie auch im Darmtrakt oder im Wirbelsäulenbereich ansiedeln können.

Rachenmandelbeschwerden

Im Laufe unserer Berufspraxis haben wir festgestellt, daß, wenn ein Kind vergrößerte Mandeln oder eine chronische Mandelentzündung hat, dieses Kind oft ein gemischtes Gebiß hat, und daß es aufgrund dieser Ungleichheiten eine Mißokklusion aufweist. Wir haben darüber mit Kinderärzten gesprochen, die seitdem ihre problematischsten Fälle von Mandelentzündungen an uns überweisen.

Hörstörungen

Wir haben festgestellt, daß jedes Mal, wenn ein Patient unter einer Mißokklusion und den bereits beschriebenen neuromuskulären Störungen litt, er auch eine verminderte Hörschärfe aufwies. Eine weiterführende Studie hat uns gezeigt, daß die Störungen des Hörsystems sehr verschiedenartig sind: von der übermäßigen Ohrenschmalzabsonderung und von Zeit zu Zeit auftretendem Juckreiz im Gehörgang bis hin zum Hörverlust bzw. schweren Ohrinfektionen mit oder ohne Tinnitus.

Die gesamte Ärzteschaft kümmert sich wenig um die Beziehungen zwischen Ohrenbeschwerden und Gebißschluß, da das zur Verfügung stehende Chemiearsenal, das eine rein symptomatische Behandlung ermöglicht, den meisten als ausreichend erscheint, sowohl von seiten der Ärzte als auch der Patienten.

Der Mechanismus der Wechselwirkung zwischen Zähnen und Ohren ist sehr umstritten. Für viele Autoren spielt die Verschiebung des Gelenkkopfes im Inneren des Schläfen-Unterkiefer-Gelenks eine fundamentale Rolle.

Andere sind der Meinung, daß Nerven- und Gefäßstörungen die tiefliegenden Gründe für die beobachteten Beschwerden sind.

Wieder andere schließlich meinen, daß den beobachteten Phänomenen eine Verstopfung der Ohrtrompete zugrundeliegt.

In der Tat spielt sich alles in einem strategischen anatomischen Bereich ab. Das Felsenbein (der festeste Teil des Schläfenbeins) umschließt (und schützt) sowohl die Halsschlagader und die Drosselvene als auch die Gehör- und Gleichgewichtsorgane. Man darf auch nicht vergessen, daß bei einer Mißokklusion die gesamten Gefäß- und neuromuskulären Strukturen betroffen sind.

Amerikanische Autoren haben durch volumetrische, thermische und farbmetrische Studien bewiesen, daß sich die Durchblutung im Kopf, in den Füßen und in den Händen nach Einsetzen eines Okklusivapparates, der einen harmonischen Freiraum und eine physiologische Unterkieferposition wiederherstellt, verdoppelt oder sogar vervierfacht. Der chronische Befall des Mittelohrs wird oft bei Patienten beobachtet, die eine Okklusions-Dysharmonie und Probleme mit dem Schläfen-Unterkiefer-Gelenk haben, und man kann sich fragen, wie dieser infektiöse Befall entsteht. Wenn sich die Infektion erst einmal im oberen Teil der Luftwege angesiedelt hat (eine, wie wir wissen, katarrhartige Infektion), kann man sich vorstellen, daß sie durch die Ohrtrompete hindurch bis zum Mittelohr fortschreitet.

Man kann auch die Meinung vertreten - und das scheint uns eine gute Erklärung zu sein -, daß es sich um eine Gefäßschwäche des Hörapparates handelt. Denn durch das muskuläre Ungleichgewicht entstehen Lageanomalien der Halswirbel mit Kompression derjenigen Gefäße, die in oder neben den betroffenen Muskeln verlaufen.

Die Symptome der Ohrerkrankung durch Mißokklusion sind sehr zahlreich:
- übermäßige Ohrenschmalzabsonderung,
- Juckreiz im äußeren Gehörgang,
- auf beiden Seiten des Trommelfells Schwierigkeiten beim Druckausgleich bei Höhenunterschieden, z. B. bei Flugreisen,
- unterschiedlich starke Schmerzen,
- Gleichgewichtsstörungen, von leichter Benommenheit bis zu Schwindel mit Stürzen beim Gehen,
- Tinnitus,

– sehr veränderliche Verminderung der Hörschärfe, die bis zur Taubheit gehen kann.

Diese beiden letzten symptomatischen Manifestationen führen häufig zu beträchtlichen psychologischen Störungen, die bis zur Depression gehen können.

Zahn-Naturheiltherapie und Gynäkologie

Seit dem Beginn unserer Studie über die Wechselwirkungen zwischen dem Zahngelenk und der Gesamtheit der Krankheiten, unter denen der Mensch leiden kann, haben wir bemerkt, daß unter denjenigen Patientinnen, die die von uns „Zahnsyndrom" genannte Störung aufwiesen, fast alle, d. h. etwa 95 %, an den folgenden gynäkologischen Beschwerden litten:

– Schmerzen vor oder während der Regelblutung,
– äußerst lange und starke Blutungen,
– gelegentlich Amenorrhö,
– unregelmäßiger Zyklus,
– Klümpchenbildung an den ersten beiden Zyklustagen,
– eitriger Ausfluß,
– Frigidität.

In fast allen Fällen kehren völlig normale und unbelastende Regelblutungen zurück, sobald die Zahnprobleme behoben sind. Häufig kehren sie auch einige Tage nach Abschluß einer Behandlung wieder, bei der das Gleichgewicht der Muskeln, die den Unterkiefer steuern, wiederhergestellt wurde.

Wenn man die psychologischen Auswirkungen - sowohl für das Individuum als auch für die Ehe- bzw. Partnerschaftsbeziehung - und die sozialen Auswirkungen (aufgrund der Instabilität der familiären Einheit) der weiblichen Zyklusstörungen und der daraus resultierenden

Schwierigkeiten kennt, liegt die Bedeutung der Behandlung durch den Zahnmediziner offen auf der Hand!

Auf die Frage, aus welchen Gründen diese gynäkologischen Störungen entstehen, können wir zwei Antworten geben (in Form von Hypothesen).

Erste Hypothese

Die Frau hat gegenüber dem Mann einen großen Vorteil. Monat für Monat kann sich ihr Organismus durch die Regelblutung von seinen Giftstoffen befreien. Diese Hypothese läßt sich wie folgt überprüfen: Eine der von Naturtherapeuten angewendeten Therapien zur Vermeidung der manchmal sehr lästigen Symptome bei der Frau in den Wechseljahren besteht darin, jeden Monat eine Entgiftungskur durchzuführen: einige Tage äußerst leichter Ernährung bzw. ein oder zwei Tage völliges Fasten.

Bei einer gestreßten Person zum Beispiel, deren Organismus zu sehr mit Giftstoffen beladen ist, kann die Monatsblutung wesentlich stärker als normal sein, es kann eine Anspannung vorangehen, die dem Warten auf diesen Entgiftungsvorgang entspricht, und sie kann eitrig sein, um die Toxine auszuscheiden.

Zweite Hypothese

Sie basiert auf den veränderten Sekretionen des Hypophysenvorderlappens. 1949 zeigte SELYE, daß die Zyklusanomalien Teil des durcheinandergeratenen Systems sind, das die Folge von zu lange anhaltendem Streß ist. Man hat festgestellt, daß sich bei Tieren, die einem intensiven und langanhaltendem Streß ausgesetzt sind, sexuelle Schwierigkeiten einstellen. Unter diesen Bedingungen setzt die erhöhte Bildung des adrenokortikotropen Hormons, das zur Abwehr von langanhaltendem Streß nötig ist, die Bildung der anderen Hormone in der Hypophyse herab. Die Jungtiere wachsen zum Beispiel nicht mehr, und die Weibchen produzieren keine Milch mehr.

Das gleiche gilt für den Menschen. Der weibliche Zyklus wird unregelmäßig, es droht Amenorrhö, die Milchproduktion kann ebenfalls unzureichend werden. Beim Mann ist die Spermienbildung beeinträchtigt und das sexuelle Verlangen nimmt ab.

Haut- und Haarkrankheiten

Haut- und Haarkrankheiten betreffen anscheinend immer mehr Menschen. Allerdings befassen sich auch immer mehr Bevölkerungsschichten mit ästhetischen Fragen. Unserer Meinung nach kann die Ätiologie der Hautkrankheiten von vier sich ergänzenden Gesichtspunkten aus betrachtet werden:

Der Standpunkt der Naturheilkunde

Schon 1771 schrieb TISSOT zum Thema Hautkrankheiten: „Äußerliche Anwendungen sind fast immer schädlich, sie lassen das Übel verschwinden ohne die Ursache zu beseitigen, die oft bei den inneren Organen liegt und die unangenehmsten und hartnäckigsten Erkrankungen hervorruft."

1920 schrieb der Arzt Paul CARTON: „Wir weisen noch darauf hin, daß reizauslösende Schlackenstoffe im Hautbereich zu plötzlichem Auftreten von Herpes und Furunkeln, Hautröte, Ekzem usw. führen. Jede Hautentzündung zeugt weit mehr von der Ausscheidung von schädigenden Abfallprodukten über die Haut als von einer einfachen mikrobiellen Ansteckung."

Er fügt hinzu: „Daher ist bei der Behandlung von Hautinfektionen die Entgiftung des Organismus, die gewissenhafte Ernährungsumstellung und die Umleitung der Toxine in ein anderes Ausscheidungsorgan wesentlich wichtiger als eine lokale und symptomatische Behandlung mit Pasten und Salben."

Der naturtherapeutische Standpunkt

Für uns ist die Haut ein grundlegendes Organ, das das innere Körpermilieu begrenzt. Diese etwa 1,5 m große Fläche hat fünf Funktionen:

Schutz und Isolierung vor:
- Schockeinwirkung,
- chemischen Einwirkungen,
- Strahlen,
- Viren und Mikroben.

Wärmeregulierung:
über Schweißsekretion, die im Hypothalamus gesteuert wird: bis zu 10 Litern pro Tag, mindestens jedoch 0,5 Liter.

Nerven:
- Wärme,
- Tastsinn.

Stoffwechsel:
Er ist zum Beispiel an der Bildung von Vitamin D beteiligt.

Emotionale Funktion (Ausscheidungsfunktion):
- normal oder pathologisch.

Die Haut hat eine wichtige Ausscheidungsfunktion. Jeder hat dies schon einmal bemerkt, wenn sich nach übermäßiger Nahrungsaufnahme oder nach dem Verzehr von bestimmten Produkten die verschiedensten, recht unästhetischen Hautreaktionen einstellen: zum Beispiel bekommen manche Menschen nach übermäßigem Wurstverzehr Pickel.

Wenn die spezifischen primären Ausscheidungsorgane wie Darm, Nieren und Lungen durch übermäßige Konzentration an Giftstoffen und Toxinen erschöpft sind, spielt die Haut eine wichtige Rolle, indem sie die Arbeit der überforderten Organe übernimmt. Klinische Zeichen sind: Herpes, Hautröte, Ekzem, Schuppenflechte, Nesselfieber, Pilzbefall, Furunkel, Akne, Geschwürbildung usw.

Die konventionellen Therapien, die auf der Unterdrückung der Symptome basieren, erzeugen pathologische Übertragungen mit manchmal sehr schwerwiegenden Folgen. Zum Beispiel kann ein unterdrücktes Ekzem zu sehr schwerem Asthma führen.

Neuro-psychologischer Standpunkt

Wir wissen aus der Embryonalentwicklungslehre, daß die Haut und das Nervensystem aus denselben Keimblättern entstanden sind. Auch unsere Erfahrung in der Psychologie und Psychotherapie hat uns bestätigt, daß die Haut wahrhaftig ein Teil des Nervensystems ist. Der Volksmund hat dies sehr wohl verstanden und nennt die Haut den „Spiegel der Seele". Die erstaunlichste Demonstration ist das Erröten bei manchen besonders leicht erregbaren Personen in bestimmten Situationen. In der Psychologie ist dieses Phänomen ein wahrhaftiger Transfer des verstärkten Gefäßreichtums der erogenen Zonen zum Gesicht hin, wobei das Gesicht als eine weniger schändliche Zone empfunden wird, in der es sozial anerkannt ist, seine Gefühlsregung zu zeigen.

Im entgegengesetzten Fall deutet das Erbleichen des Gesichts bei manchen Menschen auf eine „Mobilisierung" des Organismus für einen Angriff oder eine Flucht hin, da das Blut in die motorischen Organe strömt.

Die psychoanalytische Literatur ist angefüllt mit Fällen, in denen Hautprobleme verschwinden, sobald die psychischen Probleme gelöst sind.

In der Praxis geht die Beseitigung des Zahnstresses häufig mit einer veränderten Hauttönung und dem Verschwinden der Hautbeschwerden einher.

Die Wiederherstellung eines physiologischen Gebißschlusses öffnet wahrhaftig weit die Ventile, die für eine bessere Durchblutung sorgen (was die obengenannte veränderte Hauttönung erklärt).

Experimenteller Standpunkt der physiologischen und natürlichen Zahnheilkunde

Sehr weitreichende amerikanische Studien haben bewiesen, daß bei den Patienten, die unter dem leiden, was wir „Zahnsyndrom" nennen, neben anderen Manifestationen (verringertes Blutvolumen, Pulsverlangsamung, verminderter Grundstoffwechsel) ein unterschiedlich stark ausgeprägter Eisenmangel auftritt. Er kann für Haar- und Hautprobleme verantwortlich sein. Die Haare sind dann brüchig, die Haut ist trocken, und man beobachtet diffusen Haarausfall. Man weiß ebenfalls seit langem, daß sich die ersten Anzeichen für einen Eisenmangel an den Nägeln bemerkbar machen: Sie werden spröde und brechen lamellenförmig ab.

Schon vor dem Zweiten Weltkrieg hatte ein skandinavischer Arzt auf die durch Eisenmangel verursachten Epithel-Störungen hingewiesen, unabhängig von einer eventuell vorliegenden Blutarmut. Er hatte bemerkt, daß man bei gewissen Patienten mit Eisenmangel eine Atrophie mancher Schleimhäute beobachten konnte, die im Mundbereich mit Rissen im Mundwinkel und einem Brennen auf der Zunge einherging. Bei Eisenmangel kann man sich in jedem Falle darauf gefaßt machen, daß der Hämoglobinspiegel sinkt und gleichzeitig Muskelkontraktionen, beschleunigter Pulsschlag, Abgespanntheit, Parästhesie (Mißempfindung der Haut) usw. auftreten.

Bei fast allen Mißokklusions-Patienten haben wir trockene Haut beobachtet, vor allem im Bereich der Kopfhaut, der Hände und oft im Gesicht. In extremen Fällen kann die Haut am gesamten Körper betroffen sein. Trockene und rote Zonen können an manchen Körperteilen entstehen, insbesondere auf den Beinen.

Magen-Darm-Störungen

Zahnprobleme wie fehlende Zähne, Gelenkstörungen (und folglich Probleme im Bereich des Schläfen-Kiefer-Gelenks) oder Periodont-Erkrankungen (Zahnstützgewebe) wirken sich sehr oft auf den Magen-Darm-Trakt aus. Für diese Auswirkungen gibt es drei Interpretationen:

Mechanische Erklärung:

Ein unzureichend gekauter und somit unvollständig zerkleinerter Nahrungsbolus (Nahrungsballen) bedeutet eine mechanische Überbelastung des Darmtraktes, was zu Muskelstörungen führt.

Biochemische Erklärung:

Das unzureichende Kauen läßt keine korrekte Einspeichelung des Nahrungsbolus zu. Das Speicheltrypsin (ein Enzym) hat nicht die Möglichkeit, auf die Kohlehydrate (stärkehaltige Nahrungsmittel, Zucker) einzuwirken, was ihre Verdauung und somit ihre Umwandlung in körpereigene Substanzen stört.

Da der Nahrungsbolus nicht genügend von dieser basischen Diastase durchsetzt wird, ist sein pH-Wert im Magen zu niedrig und man beobachtet einen Magensäureüberschuß.

Physio-psychologische Erklärung:

Manche Patienten haben eine komplette Zahnformel, kauen genügend, und leiden trotzdem unter Magen-Darm-Beschwerden ohne ersichtliche Ursache. Die Erfahrung hat uns gelehrt, daß die

188

Wiederherstellung eines korrekten Gebißschlusses, die zu einem normalen Funktionieren des Schläfen-Kiefer-Gelenks führt, oft genügt, um diese Störungen zu mindern oder sogar vollkommen zu heilen. Seit langem wissen wir, daß Streß den Verdauungstrakt beeinflußt: Das Magen-Darm-Geschwür gilt als die typische somatische Manifestation mit psychischer Ursache. Hans SELYE entdeckte die enge Beziehung zwischen dem Darmtrakt und den Streßadaptationshormonen. Er führte Versuche durch, die bewiesen, daß der Magensaft, der Laborratten verabreicht wird, bei fehlender Entzündungsschranke die Magenwand zerstört. Wenn man dagegen bei einer anderen Gruppe von Ratten künstlich eine Magenentzündungsschranke schafft und ihnen Magensaft eingibt, findet keine Zerstörung statt. Wenn man diese letztgenannten Ratten einem langanhaltenden Streß aussetzt, bricht die Entzündungsschranke zusammen und der Magensaft zerstört das umliegende Gewebe. Bei diesen Tieren hat die Produktion von entzündungshemmenden Kortikoiden wahrscheinlich die Abwehrkräfte ausgeschaltet.

Dies erklärt beim Menschen die Perforationen der Magenwand unter Streßeinwirkung bei bis dahin nicht fortschreitenden Geschwüren.

Wir als Sophrotherapeuten wissen genau, daß die Verringerung des Stresses, der durch verschiedene Ursachen entsteht, Auswirkungen auf die chronischen Störungen des Magen-Darm-Traktes hat. Allein die Verringerung des Zahnstresses kann zahlreiche Krankheiten beseitigen.

Mißokklusion und männliche Sterilität

Wie wir gesehen haben, führt langanhaltender Streß durch eine erhöhte Produktion von adrenokortikotropen Hormonen (ACTH) beim Tier zu einer Verminderung der anderen Hypophysensekretionen.

SELYE hat bereits aufgezeigt, daß die menschlichen Reaktionen den Reaktionen der Tiere sehr ähnlich sind, und daß Streß beim Menschen zu einer verringerten sexuellen Aktivität und verringerter Spermienbildung führt.

Wir sind überzeugt, daß der **Streß, der durch Zahnprobleme entsteht, den vorherrschenden Einfluß auf den Organismus ausübt**. Um sich davon zu überzeugen, genügt es, sich die zahlreichen chronischen pathologischen Veränderungen anzusehen, die den medizinischen Behandlungen widerstehen und nach der Korrektur der Mundhöhle durch unsere Behandlung verschwinden.

IX

SCHLÄFEN-UNTERKIEFER-GELENK
UND TINNITUS

Ein beträchtlicher Prozentsatz der Tinnitus-Erkrankungen, der je nach Autor unterschiedlich ist, geht auf den Schläfen-Unterkiefer-Bereich zurück. Professor VERNON und seine Mitarbeiter aus Portland (USA) wollten einen genauen Prozentsatz ermitteln und haben eine Liste mit sechs Tinnitus-Fällen erstellt, deren Ursprung mit einer Dysfunktion des Schläfen-Unterkiefer-Gelenks in Verbindung steht. Seiner Meinung nach genügt es, daß wenigtens drei dieser Symptome vorhanden sind, um den Ursprung der pathologischen Veränderung zu bestätigen.

Hier die Liste:

– die Ohrgeräusche gehen mit Schmerzen im Ohr einher;
– die Ohrgeräusche verändern sich durch die Position des Unterkiefers;
– bei den Ohrgeräuschen hat man gleichzeitig den Eindruck von vollen Ohren;
– die Ohrgeräusche bestehen aus mindestens zwei Tönen;
– die Ohrgeräusche sind allmählich entstanden;
– die Ohrgeräusche lassen sich schlecht durch „Masker" behandeln.

Wenn hiernach drei Symptome ausreichen, so haben wir schon offenkundige Erfolge gehabt, wenn nur ein einziges Symptom vorhanden war!

Es gibt zahlreiche Beziehungen zwischen dem Schläfen-Unterkiefer-Gelenk und dem Mittelohr:

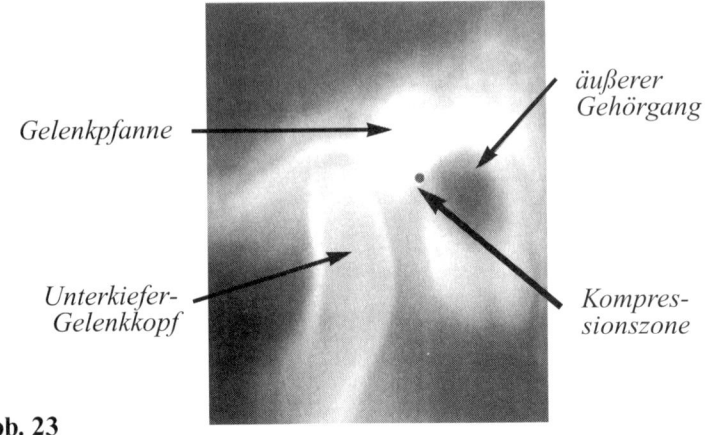

Gelenkpfanne

äußerer Gehörgang

Unterkiefer-Gelenkkopf

Kompres-sionszone

Abb. 23

1 - In der Embryonalentwicklung sind ab der zehnten Woche die Strukturen angelegt, aus denen sich das Ohr und das Schläfen-Unterkiefer-Gelenk entwickeln. Beziehungen zwischen beiden sind noch beim Kind und beim Erwachsenen vorhanden. Aus dem ersten Kiemenbogen zum Beispiel sind die Spannmuskeln des Gaumensegels und des Trommelfells hervorgegangen; diese beiden Muskeln besitzen eine gemeinsame Nervenversorgung und dieselbe charakteristische Sensibilität.

2 - Anatomisch gesehen sind die Beziehungen zwischen allen Bestandteilen dieser so wichtigen Zone sehr eng.

a - In der Osteologie (Knochenkunde) zeigen die Tomographien (Röntgenschichtdarstellungen, Abb. 23) ganz deutlich bei manchen Menschen eine richtiggehende Knochenspalte zwischen der Gelenkpfanne (weiblicher Teil des Schläfen-Unterkiefer-Gelenks) und dem äußeren Gehörgang. Es handelt sich wahrscheinlich um das, was manche Autoren das „tegmen tympani" nennen. Hier verläuft das Pinto-Band, das mit dem Hammer-Muskel in Verbindung steht.

b - Was die Muskeln betrifft, haben manche Muskeln der Mundhöhle und des Schläfen-Unterkiefer-Gelenks Verbindungen mit den

Mittelohrmuskeln. Dies gilt für den Gaumensegelspannmuskel, der die Öffnung der Ohrtrompete und die Belüftung der Trommelfellhöhle bei Schluckbewegungen ermöglicht. Dies gilt ebenfalls für den Trommelfellspannmuskel, der auf dem Hammerhals endet und mit dem Gaumensegelspannmuskel gemeinsame Fasern hat. Er wirkt synergistisch mit dem Gaumensegelspannmuskel und ermöglicht die Einstellung der Spannung des Trommelfells, um das Druckgleichgewicht innerhalb und außerhalb der Paukenhöhle herzustellen. Beim Zusammenziehen ermöglicht der Trommelfellmuskel eine sehr hohe Spannung dieses Muskels mit Verringerung des Paukenhöhlenvolumens, und die Steigbügelbewegungen übermitteln die akustische Energie durch das ovale Fenster an das Innenohr.

c - Man hat auch Gefäßverbindungen zwischen der Oberkieferarterie und dem Innenohr beobachtet.

d - Es ist sehr wichtig, die Nervenverbindungen zwischen diesen beiden übrigens sehr eng zusammenliegenden anatomischen Zonen zu kennen. Was die motorische Nervenversorgung betrifft, wird der Trommelfellspanner durch den Unterkiefernerv nach dem Arnoldschen Nervenknoten versorgt.

Was die sensitive Nervenversorgung betrifft - in unseren Augen die wichtigste hinsichtlich des Tinnitus -, gehört das Trommelfell zur RAMSAY-HUNTschen Zone, die insbesondere durch den Aurikulotemporalnerv versorgt wird, der wiederum ein Zweig des Unterkiefernervs ist.

3 - Wie auf den vorangegangenen Seiten beschrieben, werden bei einer Mißokklusion die 64 Muskeln, die den Unterkiefer steuern, pathologischen Kontraktionen ausgesetzt, die wir „Spasmen" genannt haben und die in der Mehrzahl der Fälle den reinen Gelenk-Manifestationen vorausgehen. Diese unkontrollierten Muskelkontraktionen können alle oder einen Teil der Kaumuskeln betreffen, wobei jedoch meistens der seitliche Pterygium-Muskel betroffen ist und anschließend in absteigender Reihenfolge:

- der Massetermuskel,
- der Schläfenmuskel,
- der mittlere Pterygium-Muskel (Abb. 24).

a - Der seitliche Pterygium-Muskel

Er gehört zu den Kaumuskeln und beinhaltet zwei Stränge: den oberen und den unteren.

Der obere Strang differenziert sich in eine Scheibe im Inneren des Schläfen-Unterkiefer-Gelenks. Es handelt sich folglich nicht, wie oft beschrieben, um einen isolierten Meniskus im Inneren des Gelenks. Diese Scheibe und der Gelenkkopf (männlicher Teil des Gelenks) sind ein Stück und bilden demnach mit dem oberen Strang des seitlichen Pterygium-Muskels einen homogenen Komplex aus Gelenkkopf, Scheibe und Muskel.

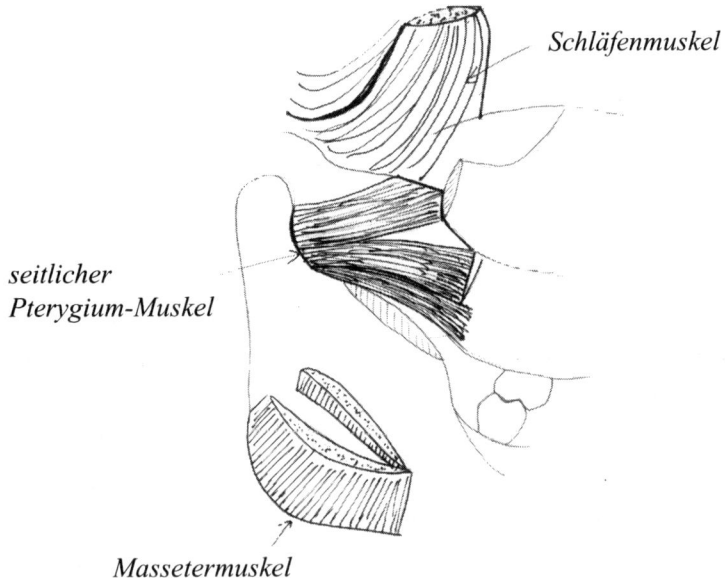

Schläfenmuskel

seitlicher Pterygium-Muskel

Massetermuskel

Abb. 24   *Das Kausystem*

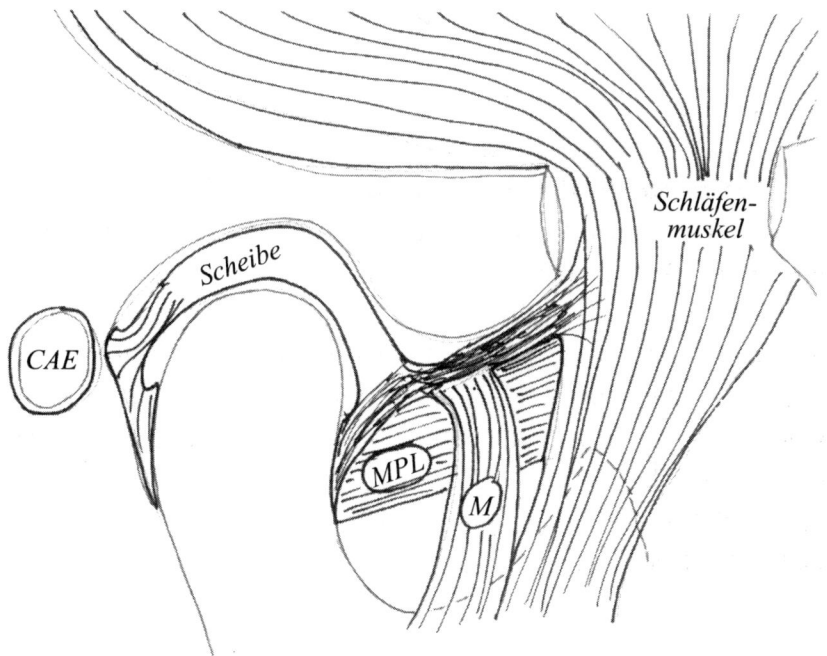

CAE: *äußerer Gehörgang*
MPL: *seitlicher (oder innerer) Pterygium-Muskel*
M: *Massetermuskel*

Abb. 25   *Das Gelenkkopf-Scheiben-Muskel-System*

Bei Spasmen im oberen Strang beobachtet man eine Verschiebung der im Gelenk liegenden Scheibe nach vorne. Diese Vorwärtsbewegung löst eine Rückwärtsbewegung des Gelenkkopfes aus, der die anderen Gewebe, die im hinteren Teil der Gelenkpfanne liegen, komprimiert. Diese Elemente liegen in nächster Nähe zum Mittelohrgehörgang und sind mit ihm auf verschiedene Arten verbunden, insbesondere durch das Pinto-Band. Es handelt sich um eine außerordentlich reflexauslösende Zone, die durch ein Teufelskreis-Phänomen die krampfartigen Kontraktionen verstärkt.

Wenn die Spasmen den unteren Strang des seitlichen Pterygium-Muskels erreichen, stellt man eine Veränderung der Gelenkkopf-oberfläche in Form einer Knochenzersetzung fest, später beobachtet man sekundäre Knochenformationen, die sogenannte „Exostose" (Knochenauswuchs).

Global betrachtet stellen die klinischen Anzeichen der Spasmen des seitlichen Pterygium-Muskels das COSTEN'sche Syndrom dar: Schmerzen um und in den Ohren, Schmerzen hinter dem Auge und pseudo-kieferhöhlenentzündliche Schmerzen.

b - DER MASSETERMUSKEL

Dieser kurze, dicke und rechteckige Muskel hat drei Stränge: den Oberflächenstrang, den mittleren und den Tiefenstrang.

Wenn der Patient aus verschieden Gründen seine Kiefer anspannt, gerät der Oberflächenstrang des Massetermuskels in einen unkontrollierten Kontraktionszustand, der Schmerzen und Trismus (Kaumuskelkrampf, keine weite Mundöffnung mehr möglich) verursacht. Diese Spasmen äußern sich manchmal in Muskel- oder sogar Knochenhypertrophie in der unteren Gesichtshälfte. Bei Bruxomanie (krankhaftem Zähneknirschen) stellen sich Spasmen des tiefen Stranges (WINSLOWscher Strang) ein und führen zu Schmerzen im Ohrbereich. Sie lassen sich durch die Tatsache erklären, daß die Fasern des Kaumuskel-Tiefenstranges auf der Gelenkscheibe des Schläfen-Unterkiefer-Gelenks ansetzen.

c - Der Schläfenmuskel

Dieser Unterkieferhebemuskel liegt in der Schläfengrube, er hat die Form eines Fächers und endet auf dem processus coronoideus mandibulae (kronenartiger Knochenfortsatz des Unterkiefers), der auf dem vorderen Teil des Unterkiefers vor dem Gelenkkopf liegt. Man hat hauptsächlich bei jungen Menschen im Wachstum eine anatomische

Veränderung der Form des kronenartigen Knochenfortsatzes festgestellt, die auf eine permanente Kontraktur der Kiefer zurückzuführen ist. Oft hat der Patient gleichzeitig hartnäckige Kopfschmerzen im Schläfenbereich. Manche Autoren führen gewisse Ohrenschmerzen auf Spasmen des hinteren Stranges des Schläfenmuskels zurück.

d - Der Komplex aus mittlerem Pterygium-Muskel, Gaumensegelspannmuskel und Hammermuskel

Wie weiter oben bereits gesagt, sind diese drei Muskel durch gemeinsame Embryonalentwicklung, Nervenversorgung, Sensibilität und Reaktionsfähigkeit verbunden. Die krampfartigen Kontrakturen des seitlichen Pterygium-Muskels sind die Ursache sowohl für Spasmen des Gaumensegelspanners als auch des Trommelfellspanners oder Hammermuskels. Die krampfartigen Kontrakturen des Hammermuskels äußern sich durch ein Gefühl von verstopften Ohren oder durch Tinnitus (mit verschiedenen Charakteristika), oder durch beide gleichzeitig. Man beobachtet manchmal einen verminderten Steigbügelreflex, der, wie wir gesehen haben, ein Abwehrreflex des Mittelohrs gegenüber einem zu intensiven Geräusch ist. Diese Verminderung soll durch die erhöhte Trommelfellspannung nach Hammermuskelkontrakturen entstehen.

X

KASUISTIK

Der Fall von Herrn D., 32 Jahre, wohnhaft in der Normandie

Herr D. wird anläßlich einer kiefer- und gesichtsorthopädischen Behandlung in die Welt der Mißokklusion eingeführt. Ein Knacken entsteht im Schläfen-Unterkiefer-Gelenk, das ihn zu einem „Spezialisten" führt. Dieser nimmt ohne jegliche Voruntersuchung (Röntgenaufnahmen, Tomographien, Schädelmessungen) die ersten unangebrachten Zahnabschleifungen vor. An der Dysfunktion des Schläfen-Unterkiefer-Gelenks ändert dies überhaupt nichts, dagegen stellt sich nach mehreren solcher Sitzungen ein mit Unterbrechungen auftretender Tinnitus im rechten Ohr ein. Herr D. ist zu diesem Zeitpunkt 20 Jahre alt.

Dann beginnt die zweite Etappe. Herr D. leidet an Knacken und Schmerzen im Schläfen-Unterkiefer-Gelenk sowie an einem immer häufiger auftretenden Tinnitus. Er fährt zunächst nach Paris und anschließend ins Ausland, um sich behandeln zu lassen.

Er bemerkt das starre Festhalten an bestimmten Lehrmeinungen auf beiden Seiten: Die einen schleifen ganz autoritär einen Zahn oder ganze Zahngruppen ab, während die anderen, ohne weitere Voruntersuchungen anzustellen, die vertikale Dimension des unteren Gesichtsschädels mit Hilfe von abnehmbaren Schienen erhöhen. Seine Ohrgeräusche haben sich mittlerweile zu einem dauernden und beidseitigen Tinnitus entwickelt. Herr D. macht eine depressive Phase durch. Nach seiner Rückkehr nach Frankreich ist er unfähig, eine Berufstätigkeit auszuüben und zieht sich zu seinen Eltern zurück.

Die dritte und letzte Etappe beginnt mit der Lektüre eines Artikels, der ihn zu unserem Buch „La santé à pleines dents" führt. Herr D. kommt Anfang 1994 zum ersten Mal in unsere Sprechstunde. Er ist ein intelligenter und willensstarker Mann, weist jedoch Anzeichen einer beträchtlichen Devitalisierung auf. Die Untersuchung der Nägel zeigt eine geringe Anzahl von Nagelmonden (2 von 10), Wachstumsstillstandslinien (BEAUsche Linien), die auf Krisenperioden - wahrscheinlich psychischer Art - hindeuten, sowie Anzeichen von Demineralisation mit Leukonychie (weißen Flecken). Die Untersuchung der Iris zeigt ein Gerontoxon (einen dunklen Ring um die Iris): ein Zeichen für Abgespanntheit. Die Iris weist ebenfalls Crampesche Ringe auf: Zeichen der Nervosität. Auch die strahlenförmig gezeichnete Iris ist ein Zeichen von Mineralmangel. Bereits in der ersten Sitzung verschreiben wir eine komplette HNO-Untersuchung und beginnen mit einer gründlichen Okklusions-Studie.

In der nächsten Sitzung haben wir die Ergebnisse der erbetenen HNO-Untersuchung in Händen, sie sind negativ und bestätigen somit die anderen Untersuchungen, die im Laufe der vergangenen Jahre durchgeführt wurden. Die Okklusions-Studie dagegen zeigt zahlreiche pathologische Punkte. Die in der Kindheit vorgenommene Zahnkorrektur hat - ungeachtet der obenerwähnten negativen Auswirkungen - ihr Ziel nicht erreicht: Die Zahn- und Knochenanomalien wurden nicht korrigiert und darüber hinaus sind Zähne gezogen worden, was die Situation nur noch verschlimmert hat. Manche Zähne sind abgeschliffen worden und der Verlust an vertikaler Dimension ist beträchtlich; die anderen Schädelmessungen ergeben anomale Werte.

Es liegt ein gestörter Zusammenbiß der Zahnreihen vor und der Dentalscanner zeigt zahlreiche inkorrekte Kontakte.

Die Tomographien des Schläfen-Unterkiefer-Gelenks zeigen eine zu weit nach hinten und nach oben verlagerte Position der Gelenkköpfe

200

in den Gelenkpfannen mit einer Veränderung der Knochenrinde; infolge ihres Verschleißes beobachtet man ebenfalls eine relativ große Spalte zwischen dem Gelenk und dem äußeren Gehörgang. Die Untersuchung der Wangen zeigt zickzackförmige Öffnungs- und Schließbewegungen und Knacken. Das Abtasten zeigt schmerzhafte Spasmen, eine schmerzhafte Spannung der äußeren und mittleren Pterygium-Muskeln.

Herr D. sucht einen unserer ätio-osteopathischen Kollegen auf, der uns seine Beobachtungen mitteilt: Störungen im Bereich des Atlas und der Axis und gestörter Kreislauf der Hirn-Rückenmark-Flüssigkeit.

Nun wird ein umfassender Behandlungsplan aufgestellt. Wie immer bezieht er mehrere Disziplinen ein:

In der Zahnarztpraxis erfolgt die Behandlung auf drei Ebenen:

Okklusionstherapie,

Kieferorthopädie,

Prothesenanpassung.

Sie hat zum Ziel, die physiologische Zahnform zu harmonisieren, eine angemessene vertikale Dimension wiederherzustellen, korrekte Gelenkverhältnisse zwischen den Unter- und Oberkieferzähnen zu schaffen und den Unterkiefer-Gelenkköpfen eine korrekte Bewegung in ihren Gelenkpfannen zu ermöglichen. Diese Behandlung wird wie immer ätio-osteopathisch begleitet, um im gesamten Organismus ausgeglichene Muskel- und Knochenverhältnisse wiederherzustellen und das Schädel-Kreuzbein-System freizugeben, damit die Hirn-Rückenmark-Flüssigkeit frei fließen kann. Schließlich werden auch naturtherapeutische Empfehlungen gegeben, damit durch sophrologische Methoden die natürlichen Gesundheitsfaktoren ihre Funktion erfüllen können, unter anderem die Verarbeitung von Streß (der hier durch die Mißokklusion verursacht wurde). Nach einem Jahr war der Tinnitus bereits zurückgegangen, ebenso die damit verbundenen Anzeichen, die charakteristisch für die Mißokklusion sind. In diesem Jahr suchte der Patient jedesmal, wenn er nach Paris kam, den Ätio-Osteopathen auf und kam so zweimal im gleichen Monat in unsere Sprechstunde. Er fand, daß dies sowohl seinen Tinnitus als auch die begleitenden Anzeichen wesentlich verbesserte. Daraufhin entschied er sich, bei einem Verwandten im Großraum Paris zu wohnen, so daß er uns jede Woche aufsuchen konnte. Er kam manchmal auch häufiger, bis zu zweimal pro Woche. Nachdem sein Tinnitus vollkommen verschwunden war, suchte der Patient uns weiterhin zwei Monate lang einmal in der Woche auf. Anfang 1996 erklärte er uns, daß er völlig von seinen Ohrgeräuschen befreit sei und wieder eine Arbeitsstelle gefunden habe. Dieselben Untersuchungen, die Anfang 1994 durchgeführt worden waren, wurden Ende 1995 wiederholt - mit einigen Schwierigkeiten, weil zu der Zeit gerade gestreikt wurde. Die Ergebnisse waren quasi vollkommen normal.

Fall Nr. 2 - Frau E., wohnhaft im Großraum Paris

Frau E. kommt Anfang 1995 in unsere Sprechstunde, nachdem sie eine Radiosendung gehört und einen unserer Artikel gelesen hat. Sie ist 58 Jahre alt und hat einen Tinnitus, der symmetrisch geworden ist, nachdem lange Zeit nur das rechte Ohr betroffen war. Seit etwa 20 Jahren, seit dem Auftreten der ersten Ohrgeräusche, hat sie zahlreiche Spezialisten - allesamt HNO-Ärzte - aufgesucht und das Scheitern aller Therapien erlebt:
  - chemische Behandlungen verschiedenster Art,
  - Vitamintherapien,
  - Akupunktur,
  - Homöopathie,

- Geräuschgeneratoren,
- Tinnitus-Masker,
- Hypnose usw.

Da die Untersuchungsergebnisse von Anfang an negativ waren, hat sie sogar dramatische Momente erlebt, in denen der Arzt ihr statt des notwendigen Mitgefühls nur Verachtung entgegenbrachte: Man schlug ihr eine psychiatrische Behandlung vor, oder sie mußte sich anhören: „Das spielt sich alles nur in ihrem Kopf ab!" Keiner dieser Spezialisten hat je, noch nicht einmal gegen Ende ihres Parcours, die Möglichkeit einer Mißokklusion in Betracht gezogen, und sie hat erst im Radio und nachdem sie einen unserer Artikel zu diesem Thema gelesen hatte, davon gehört!

Schon in der ersten Sprechstunde wiesen mehrere Anzeichen auf eine Mißokklusion hin. Frau E. hat uns die erbetene Panoramaaufnahme mitgebracht. Sie liefert zahlreiche Informationen - eine noch wichtiger als die andere. Zwei Zähne sind gezogen und nicht ersetzt worden, was die uns wohlbekannten Schwierigkeiten verursacht hat:

- Störungen der physiologischen Kurven,
- verringerte Höhe des unteren Gesichtsschädels (Verlust der vertikalen Dimension),
- okklusale Überbelastung auf den verbliebenen Zahnorganen (auf einer pathologischen Achse) mit Auftreten von Zahnbettbeschwerden.

Das Abtasten der seitlichen und mittleren Pterygium-Muskeln weist auf eine schmerzhafte Spannung hin, die man im Bereich des Gaumensegels wiederfindet. Das Abtasten des Halses, des Nackens und des Deltamuskels läßt ebenfalls beträchtliche Spannungen erkennen.

Die Untersuchung des Rückens zeigt eine Skoliose (Wirbelsäulenverkrümmung) mit gekipptem Becken und eine unterschiedliche Länge der Beine. Dieser Unterschied verschwindet mit dem Einsetzen von provisorischen Paßstücken auf den Mahlzahnblöcken. Nach einem einige Sekunden dauernden „Erlernen" der neuen Höhe mit Hinstellen und nach einigen Schritten ist die unterschiedliche Beinlänge behoben. Es handelt sich also um ein absteigendes Phänomen, dessen okklusive Ursache sich bestätigt. Die Zahnuntersuchung bestätigt die Panorama-Röntgenaufnahme und läßt darüberhinaus Abnutzungsflächen auf den unteren und oberen Schneidezähnen erkennen. Auf diesen Punkt angesprochen, sagt die Patientin uns, daß sie dazu neigt, den Unterkiefer nach vorne zu schieben, um die unteren Schneidezähne mit den oberen in Kontakt zu bringen. Sie erhöht so die vertikale Dimension und verspürt Erleichterung. Das Öffnen und Schließen des Mundes erfolgt auf zwei Ebenen auf pathologische Art: frontal mit einer Zickzackbewegung und sagittal (pfeilrecht) mit einem „Schubladen"-Effekt. Das Abhorchen der Schläfen-Unterkiefer-Gelenke läßt Knackgeräusche erkennen, die links ebenso stark sind wie rechts.

Der Dentalscanner (T-Scan) zeigt Kontaktstörungen hinsichtlich Chronologie und Intensität mit einer deutlichen Zunahme des Drucks im hinteren Bereich. Alle Anzeichen für eine Mißokklusion sind gegeben. Die HNO-Untersuchungen haben sich übrigens als negativ herausgestellt. Es scheint festzustehen, daß die okkluso-dentalen Probleme die Ursache für den Tinnitus sind. Wir teilen Frau E. dies mit und stellen sie vor die Wahl: entweder die Untersuchungen fortführen, um die okklusive Pathologie besser einzugrenzen und einen Behandlungsplan und einen Kostenvoranschlag erstellen zu können, oder aber beim jetzigen Stand bleiben und ihr die Zeit lassen, über unseren Vorschlag nachzudenken. Frau E. entscheidet sich für die erste Lösung: Wir bitten sie folglich, von einem Röntgenzentrum, das wir ihr genau angeben, Tomographien (Röntgenschichtdarstellungen) von ihren Schläfen-Unterkiefer-Gelenken und ein Schädelprofil anfertigen zu lassen, auf dem wir unsere Schädelmessung durchführen können. Ein Abdruck wird übrigens sofort gemacht, um ihren Fall genauer untersuchen zu können.

In der zweiten Sitzung wird ein detaillierter Befund geliefert. Nach einem Kostenvoranschlag wird ein Arbeitsplan festgelegt. Im oberen Zahnbogen werden die alten Prothesen, die punktuell und ohne Beachtung des Gleichgewichts eingesetzt worden waren, durch biologisch verträgliche Keramikkronen auf Goldsockeln ersetzt, die sich der natürlichen Zahnform bestmöglich anpassen. Dabei müssen auch einige Zahnwurzeln behandelt werden. Im Unterkiefer werden alle Metalle entfernt. Brücken und Kronen, die als Orthesen dienen, werden provisorisch auf allen Zähnen befestigt und ermöglichen die okklusive Rehabilitierung, die sehr viel Zeit in Anspruch nimmt. Eine angemessene vertikale Dimension ist nun wiederhergestellt.

Nun folgt eine lange Periode, in der jedesmal nach einer Osteopathie-Sitzung alles sorgfältigst angepaßt wird. Außerdem macht Frau E. eine Sophrologie-Behandlung bei einem Therapeuten in ihrer Nähe. Nach und nach läßt der Tinnitus nach, bis er schließlich Anfang 1996 ganz verschwindet. Nun kann die Zahnbettbehandlung beginnen, mit Auskratzung, Oberflächenbehandlung und Einlegen von Füllmaterial. Anschließend werden die provisorischen Prothesen und Orthesen durch bleibende Vorrichtungen ersetzt, die fest eingesetzt werden und auch wiederum über einen Zeitraum von zwei Monaten genau angepaßt werden müssen. Im Juni war Frau E. von ihrem Tinnitus vollkommen befreit und wanderte aus zu ihrem Mann, der seit anderthalb Jahren in seinem Heimatland auf sie wartete.

Fall Nr. 3

Frau M., 1926 geboren, leidet seit vielen Jahren an der Menière-
schen Krankheit. GARNIER-DELAMARE definiert diese Krankheit wie folgt: „Plötzlich auftretender Drehschwindelanfall mit Oh-
rensausen und unterschiedlich langanhaltender Schwerhörigkeit ...".
Diese Krankheit entwickelt sich zyklisch und soll auf die Flüs-
sigkeits-Ausdehnung des häutigen Labyrinths im Innenohr zurückzuführen sein. Seit langem führt man bereits alle Arten von Untersuchungen durch, um die Diagnose einer Innenohrpathologie zu prä-
zisieren und andere neurologische Erkrankungen endgültig auszuschließen:

- Hörtest,
- akustisch evozierte Potentiale,
- biologische Tests,
- neurologische Untersuchungen,
- Kernspinnresonanzbildgebung,
- Scanner usw.

Im September 1994 kommt Frau M. aus der Region Provence-Al-
pes-Côte d'Azur zu uns in die Sprechstunde. Auf unsere Bitte hin
bringt sie alle Unterlagen über die bereits durchgeführten Untersuchungen sowie eine Panorama-Röntgenaufnahme mit. Sie hat unsere
Veröffentlichung „Art dentaire, clé de la santé" gelesen, die 1989 bei
Retz erschienen ist. Ihr Dossier läßt erkennen - wie sie es uns in ihrem
ersten Brief bereits mitgeteilt hatte -, daß die Schwerhörigkeit einseitig im rechten Ohr ist. Die Zahnpanoramaaufnahme zeigt das völlige
Fehlen der Oberkieferzähne sowie der unteren linken Mahlzähne und
vorderen Backenzähne. Wir sprechen dieses Problem sofort an, da unter solchen Bedingungen kein zufriedenstellendes Ergebnis erzielt werden kann. Denn, wie wir bereits dargelegt haben, erfüllen Prothesen-
zähne auf einer herausnehmbaren Prothese keine zufriedenstellende

Okklusalfunktion. Erinnern wir uns, daß ihre Okklusalfunktion nach einigen Monaten auf etwa 10 % der natürlichen Zähne geschätzt wird! Es gibt nun die zwei Möglichkeiten:

- entweder alle Unterkieferzähne ziehen und durch eine herausnehmbare Vollprothese ersetzen,
- oder zwei Implantate im Bereich des linken Unterkiefers einsetzen, so daß eine feste Prothese befestigt werden kann. Das Einsetzen von Implantaten ist wie immer abhängig von einem zufriedenstellenden biologischen Test und von ausreichender Knochenqualität und ausreichendem Knochenvolumen, die durch den Scanner kontrolliert werden.

Frau M. entscheidet sich für die zweite Lösung. Die Panoramaaufnahme läßt einen Knochensubstanzverlust im Bereich der verbleibenden Unterkieferzähne und zu weit nach hinten und zu weit oben gelagerte Unterkiefergelenkköpfe in den Gelenkpfannen erkennen. Die Untersuchung, das Abtasten und das Abhorchen der Unterkieferdynamik zeigen pathologische Bewegungen im Bereich der Schläfen-Unterkiefer-Gelenke, einen Verfall der vertikalen Dimension des unteren Gesichtsschädels, pathologische Spannungen in verschiedenen Muskeln und verschiedene Knackgeräusche und andere Geräusche, die rechts offenkundiger sind als links. Die Untersuchung des Mundinneren zeigt Taschen von etwa 6 Millimetern Größe mit Zahnsteinbildung. Die vorhandenen Zähne weisen keine Mobilität auf. Es werden Termine für verschiedene Röntgenuntersuchungen vereinbart:

- ein Schädelprofil, auf dem wir die Form der Schneidezähne und die Kauflächen der Backenzähne vergegenständlicht haben, um eine komplette Schädelmessung vornehmen zu können;
- zwei Tomographien der Schädel-Unterkiefer-Gelenke, um den Knochenzustand der vorhandenen Elemente und die Beziehungen zwischen den verschiedenen Teilen dieser Gelenke genau untersuchen zu können;

– und schließlich Scanner von den linken unteren vorderen Backen- und Mahlzähnen, um zu prüfen, ob in diesem Teil des Unterkiefers Implantate eingesetzt werden können.

Bei dieser zweiten Sitzung werden ein Behandlungsprogramm und ein Kostenvoranschlag erstellt. Die Behandlung wird wie folgt ablaufen: Der Unterkiefer erhält durch eine Brücke im linken Bereich die Okklusivfunktion zurück. Diese Brücke stützt sich auf den eigenen Eckzahn und zwei Implantate im Bereich der Mahl- und vorderen Backenzähne. Im vorderen und rechten Bereich werden Auskratzungen, Oberflächenbehandlungen und Zahnfleischplastiken vorgenommen. Die physiologischen Kurven werden wiederhergestellt. Der Patientin werden strenge Hygienetechniken für die eigenen Zähne wie auch für die Implantate gezeigt, und regelmäßig werden Kontrollen durchgeführt. Dank herausnehmbarer Oberkiefervollprothesen wird ab Mai 1995 die Mißokklusion behandelt, von der wir glauben, daß sie für einen Großteil der Beschwerden von Frau M. verantwortlich ist. Die endgültige, herausnehmbare Oberkiefervollprothese wird im April 1996 nach beträchtlicher Besserung der drei Hauptsymptome (Schwindel, Schwerhörigkeit, Ohrgeräusche) eingesetzt. Sie wird seitdem regelmäßig jeden Monat kontrolliert. Jetzt, Ende 1996, ist der Alptraum von Frau M. zu Ende: Die Ohrgeräusche sind nach ihren Worten auf 10 % dessen zurückgegangen, was sie vorher waren. Dies wird auch durch die Ohrgeräuschmessung teilweise bestätigt. Ihr Hörvermögen hat sich beachtlich verbessert, auch dies wird durch audiometrische Hörschärfebestimmungen belegt. Der Schwindel ist vollkommen verschwunden. Frau M. lebt (endlich!) wieder ein normales Leben.

XI

SCHLUSSFOLGERUNG

„Schreie kann man ersticken," schrieb Alfred de Vigny in „Cinq Mars", „aber wie soll man sich für die Stille rächen?"
Am Ende des zwanzigsten Jahrhunderts kämpft der Mensch der westlichen Welt lautstark immer noch und immer wirksamer gegen die Stille: zu Hause mit vollaufgedrehtem Radio- oder Fernsehgerät; im Büro, im Geschäft oder in der Werkstatt mit „Musikuntermalung", Lautsprecheransagen, allen Arten von Geräuschaggression; im Auto mit überlauten Tunern, die manchmal meterweit zu hören sind; in Diskotheken oder anderen Nachtclubs, wo das Gehör von Lärm attackiert wird, der 100 Dezibel oder mehr erreicht; und sogar auf dem Land oder bei einem Spaziergang mit den berühmten Walkmen, die bereits bei einem beachtlichen Teil der jungen Leute in der industrialisierten Welt zu einem Hörverlust von 25 % geführt haben.

Der Mensch flüchtet vor der Stille, versucht sie zu unterdrücken, als ob er sich an ihr rächen wollte, als ob er befürchtete, daß er durch diese äußere Stille seine eigene innere Musik vernimmt. Vielleicht entspricht sie nicht dem, was er hören möchte ... er fürchtet sie, da er so weit von der sublimen „Melodie" entfernt ist, die von den orientalischen Weisen beschrieben wird, von denen, die sie zu hören verstehen.

Sind die Tinnitus-Betroffenen vielleicht „überdurchschnittlich Begabte" was diese Hörfähigkeit angeht? Ist ihr „Ohrensingen" vielleicht eine pure Äußerung ihrer inneren Kakophonie? Hier denkt man an Michel SERRES: „Eine Lärmquelle ruht im Kollektiv und definiert unsere Sozialität ... Eine weitere Lärmquelle zerstreut sich in die Welt hinaus: Donner, Wind, Meeresbrandung, Singvögel, Lawinen ... ." Er fährt fort: „Die allererste Lärmquelle ruht im Organismus, und das Körperreize wahrnehmende Ohr hört, manchmal umsonst, das im Unterbewußtsein vorhandene Murmeln: Milliarden von Zellen geben sich einer biochemischen Tätigkeit hin, so daß wir eigentlich unter dem Druck ihres Gemurmels in Ohnmacht fallen müßten. Tatsächlich hören wir sie manchmal und nennen dieses Hören „Krankheit". Weiter schreibt er: „Zwischen Klarsichtigkeit und Verblendung verliert sich der Blick, verschwimmt, verrinnt in einer milchigen Wolke; die Unordnung überwindet die Hindernisse, die der Körper vor ihr aufbaut. Wenn sie sie vollkommen umstößt, herrscht Dunkelheit, kommt es zur totalen Blindheit."

Michel SERRES schließt mit seinem immensen Talent so ab: „So hören die Tauben stets, zwar keine Signale oder Stimmen, sondern **Ohrgeräusche, spitze, angespannte, monotone Höllenschreie, zum Verrücktwerden.** Verdammt sind sie durch diese schrecklichen Qualen. Das Leben wird zu einer Übung, nur schwer auszuhalten zwischen der musikalischen Decke und dem chaotischen Sausen."

Glücklicherweise werden nicht alle Tinnitus-Betroffenen verrückt, obwohl ihnen der Ausspruch: „das spielt sich alles nur in Ihrem Kopf ab" vertraut geworden ist. Manche finden sich damit ab, andere suchen nach Lösungen, damit sie eben nicht in den Wahnsinn abgleiten. An genau diese Personen richtet sich die hoffnungsbringende Botschaft in diesem Buch. „Die Hoffnung siegt immer über die innere Unruhe" schrieb DE GAULLE in „Les chênes qu'on abat". Wir schöpfen diese Hoffnung aus einer langen praktischen Erfahrung. Denn es existieren Beziehungen, und das ist ganz offensichtlich, zwischen dem Mittel- und dem Innenohr, der Stelle, von der man annimmt, daß der Tinnitus hier angesiedelt ist. Festgestellt wurden ebenfalls enge Verbindungen zwischen dem Schläfen-Unterkiefer-

Gelenk, dessen einwandfreies Funktionieren von dem Gebißschluß abhängt, und dem Mittelohr. Dies läßt sich leicht überprüfen, wenn man weite Öffnungsbewegungen macht, ähnlich dem Gähnen, um den atmosphärischen Druck zu beiden Seiten des Trommelfells wiederherzustellen: die Bewegung, die beim Starten und Landen von Flugzeugen empfohlen wird.

Vor kurzem (am Samstag, den 16. November 1996) berichtete ein Journalist bei „Europe n° 1" folgendes: „Forscher haben festgestellt, daß man die Mittelohrinfektionen bei Kindern um die Hälfte reduzieren könnte, wenn sie täglich eine Stunde lang Kaugummi kauten."

Die Beziehungen zwischen den Schläfen-Unterkiefer-Gelenken und den Ohren sind unzählbar: Kreislauf-, Knochen-, Muskel- und Nervenbeziehungen, schon von der Embryonalentwicklung her. Es handelt sich um dieselbe strategisch wichtige Zone, die durch Gelenke bewegt wird, die eine im Organismus (wie bei allen Säugetieren) einzigartige Qualität haben: Sie sind miteinander verbunden, wobei die rechte und linke Seite solidarisch sind!

Bei einer okklusiv-dentalen Ursache des Tinnitus (was nach Meinung der verschiedenen Autoren in 10 bis 80 % der Fälle zutrifft) gibt es Behandlungen, die durchaus wirksam sind: in 8 von 10 Fällen. Es sind keine Wunderbehandlungen, und die Erfolge stellen sich auch nicht sofort ein. Sie erfordern seitens des Zahnmediziners eine große Erfahrung auf diesem Gebiet, fundierte Kenntnisse in der Naturheiltherapie, sowohl allgemeiner Art als auch im Dentalbereich und in der Okklusiv-Therapie. Allergrößte Sorgfalt in technischer Hinsicht ist unverzichtbar. Um die Zuverlässigkeit der Behandlung zu garantieren, ist eine enge Zusammenarbeit mit verschiedenen Praktikern (Ätiopathen, Osteopathen, Entspannungstherapeuten, Chiropraktikern und natürlich Okklusions-Therapeuten) notwendig. Wenn all diese Bedingungen erfüllt sind, stellt sich am Ende auch der Erfolg ein!

Gene Falk
Reise ins Licht
Bilder von faszinierender Schönheit und erstaunlicher Heilkraft aus der Farbenwelt der Kristalle

Gebündelte Lichtquellen werden in die Kristalle geschickt und lassen die Innenseiten der Steine aufleuchten, so dass ihre Strukturen das Panorama einer Farbwelt wiedergeben, die in ihrer Einmaligkeit und Vielfalt unbeschreiblich ist.

Sie werden feststellen, dass die wunderbaren Aufnahmen Sie nicht nur entspannen und zu kreativen Gedanken anregen, sondern Sie auch beim Meditieren in größere Tiefen führen. Selbst positive Stimmungsänderungen und Befreiung von negativen Gefühlen und Gedanken, die sich bereits pathologisch manifestiert hatten, wurden festgestellt. Offenbar haben die optisch wahrgenommenen Formen der Kristallwelten harmonisierende und heilungsfördernde Wirkungen.

ISBN 3-931 652-73-4
Video · ca. 28 min.
DM 29,90

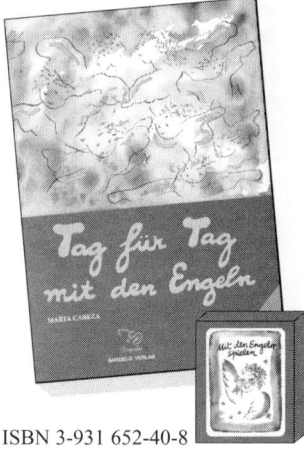

Marta Cabeza
Tag für Tag mit den Engeln

»Tag für Tag mit den Engeln« wurde als Ergänzung zum mitgelieferten Kartenspiel »Mit den Engeln spielen« konzipiert.

»Mit den Engeln spielen« ist ein Kartenspiel der Verwandlung. Es hilft uns, unsere Alltagswirklichkeit bewußt zu erleben, indem es uns mit unserer inneren Stimme bzw. unserem „inneren Engel" verbindet. Dadurch bekommen wir die große Chance, Vergangenheit und Zukunft zu verändern, zu Gunsten einer bewußt gelebten Gegenwart, voller Liebe und stets geleitet durch unsere Intuition.

ISBN 3-931 652-40-8
200 Seiten · broschiert
49 Karten mit Box
DM 39,80

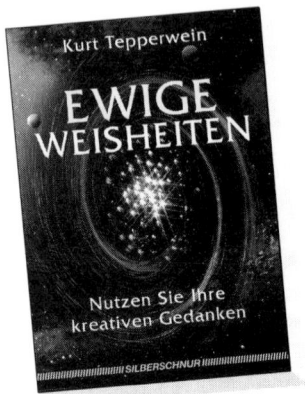

Kurt Tepperwein

Ewige Weisheiten

Nutzen Sie Ihre kreativen Gedanken

Dieses Buch ist eine Hilfe, die Wahrheit in sich zu finden, die ewige Weisheit, die die kosmische Ordnung sowie die »Geistigen Gesetze« erkennen läßt. Es ist ein Angebot des Lebens, eine Chance, sich selbst zu erinnern. Es birgt eine ganz persönliche Botschaft, sich, das Leben und den Sinn des eigenen Lebens zu erkennen. Es zeigt das Ziel allen Seins und die Wahrheit, die in allem liegt auf und hilft jedem Menschen endlich der zu werden, der er in Wirklichkeit ist und immer war.

ISBN 3-931652-50-5
196 Seiten · broschiert
DM 26,80

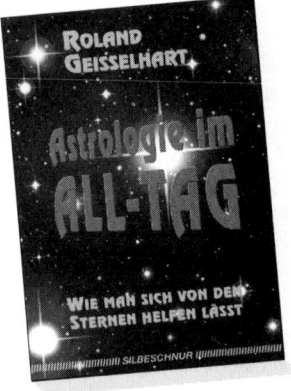

Roland Geisselhart

Astrologie im All-Tag

Wie man sich von den Sternen helfen läßt

Dieses Buch ist eine Hilfe zur Stärkung der erwünschten astralen Einflüsse und zum praktischen Verständnis der Weisungen der Sterne, um die positiven Konstellationen seines persönlichen Horoskops für sich zu nutzen. Die Planeteneinflüsse alleine machen noch kein Schicksal unabänderlich. Wer sich von den Äusserlichkeiten des Alltags so gut wie möglich löst, kann ein großes Stück innerer Freiheit erlangen. Auf dieser Basis werden die Sterne rasch zu Freunden, die den Alltag zum All-Tag werden lassen. Wir selbst können durch gezielte Impulse den Lauf der Dinge beeinflussen.

ISBN 3-931652-49-1
128 Seiten · broschiert
DM 24,80

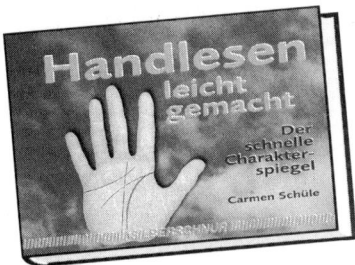

Carmen Schüle

Handlesen
leicht gemacht
Der schnelle Charakterspiegel

Mit diesem Buch haben Sie die Möglichkeit in die hohe Kunst des Handlesens einzusteigen. So kann die Hand Veranlagungen und Begabungen preisgeben. Das Handlesen führt zu vertiefter Selbsterkenntnis und hilft auch, das Wesen anderer Menschen besser zu ergründen. In Abbildungen werden alle wesentlichen Handmerkmale erklärt.

ISBN 3-931652-46-7
200 Seiten · vierfarbig · gebunden
DM 33,00

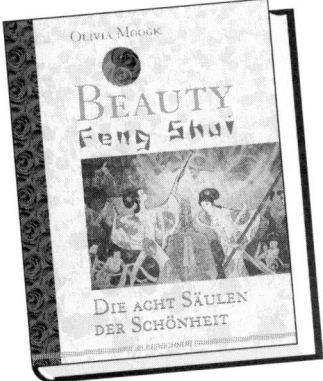

Olivia Moogk

Beauty Feng Shui
Die acht Säulen der Schönheit

Lassen Sie sich von der Feng Shui-Expertin Olivia Moogk in das Reich der Farbsinne, Inneneinrichtung, Ernährung und Bewegung einladen, und vertrauen Sie ihrer Kompetenz, die sie sich in China erworben hat. Schönheit wurde noch nie so ganzheitlich aufgefasst und beschrieben, wie es dieses Buch tut. Folgen Sie auf Schritt und Tritt den acht Säulen der Schönheit, und seien Sie sich gewiss, dass Ihre Stärke, Ausstrahlung und Anziehungskraft steigen werden.

ISBN 3-931652-70-X
136 Seiten · vierfarbig · gebunden
DM 49,90